国家卫生和计划生育委员会“十三五”规划教材配套教材
全国高等学校配套教材

供康复治疗学专业用

儿童康复学
学习指导及习题集

主　编　唐久来
副主编　肖　农　马丙祥
编　者（以姓氏笔画为序）

马丙祥　河南中医药大学
龙耀斌　广西医科大学
吕智海　哈尔滨医科大学
朱登纳　郑州大学
杜　青　上海交通大学
李　玲　海南医学院
李秀红　中山大学
李晓捷　佳木斯大学
李海峰　浙江大学
肖　农　重庆医科大学
吴　德　安徽医科大学
欧阳辉　暨南大学
庞　伟　佳木斯大学
侯　梅　青岛大学
唐久来　安徽医科大学

秘　书　吴　德（兼）

人民卫生出版社

图书在版编目（CIP）数据

儿童康复学学习指导及习题集／唐久来主编.—北京：人民卫生出版社，2019

本科康复治疗专业第三轮规划教材配套教材

ISBN 978-7-117-27951-2

Ⅰ.①儿…　Ⅱ.①唐…　Ⅲ.①小儿疾病－康复医学－高等学校－教学参考资料　Ⅳ.①R720.9

中国版本图书馆 CIP 数据核字（2019）第 005815 号

人卫智网	www.ipmph.com	医学教育、学术、考试、健康，购书智慧智能综合服务平台
人卫官网	www.pmph.com	人卫官方资讯发布平台

儿童康复学学习指导及习题集

主　　编：唐久来
出版发行：人民卫生出版社（中继线 010-59780011）
地　　址：北京市朝阳区潘家园南里 19 号
邮　　编：100021
E - mail：pmph @ pmph.com
购书热线：010-59787592　010-59787584　010-65264830
印　　刷：三河市潮河印业有限公司
经　　销：新华书店
开　　本：787×1092　1/16　　印张：7
字　　数：179 千字
版　　次：2019 年 2 月第 1 版　2025 年 1 月第 1 版第 4 次印刷
标准书号：ISBN 978-7-117-27951-2
定　　价：20.00 元
打击盗版举报电话：010-59787491　E-mail：WQ @ pmph.com
（凡属印装质量问题请与本社市场营销中心联系退换）

前言

儿童是祖国的花朵，他们的健康成长关系到我国人口素质的水平和实现“中国梦”的人才摇篮库建立。在人类发展的历史长河中不可避免的会出现一些发育障碍和残疾儿童，如何避免这些发育障碍和残疾事件的发生，如何使他们通过康复而进入正常化，或减轻他们的残障程度，提高他们的生活质量，由此应运而生了儿童康复医学。儿童康复医学立足于儿童功能障碍的病因、预防、诊断和康复治疗的角度，从理论基础到临床实践逐步形成有别于成人康复医学的独立性极强的学科。成人康复是原来有功能因病散失而帮助其恢复原来的功能，是真正意义上的复康。而儿童残障中绝大多数是发育问题，本来就缺乏功能，是帮助他们去建立新的功能。因此，儿童康复学是在儿童发育学的基础上，预防残障的发生和帮助残障儿童去建立生活所必需有效功能的一门相对独立的学科。

儿童时期涵盖整个发育阶段，他们的感知、认知、语言、运动、社会交往、情绪、情感、行为等都要全面发育。因此，儿童康复必须采取丰富多彩的康复手段，以游戏为载体，结合日常生活功能活动和社会参与为中心，让儿童在欢乐愉快的环境中接受康复训练和学习，使他们能够全面发展。同时我们从事儿童康复的工作者都要真心地爱护他们、帮助他们，真正使他们能和正常儿童享受同一片蓝天、同一样的快乐！

我国0~14岁残疾儿童共有817万，占全国儿童总数的2.66%。0~6岁残疾儿童约139.5万，每年新增近20万。目前儿童康复的常见疾病多为脑性瘫痪、智力发育障碍、孤独症谱系障碍、视听觉障碍、发育指标（里程碑）延迟和全面性发育迟缓等。还有先天性心脏病康复、先天畸形康复和遗传性疾病康复等亚专科康复需求也迫在眉睫。因此，儿童康复任重而道远！

《儿童康复学学习指导及习题集》是儿童康复学的配套教材，旨在指导本科康复治疗师专业和康复医师专业的学生，以及授课老师掌握学习的重点和难点，熟悉和了解儿童康复的一般内容。通过大量的习题练习更容易掌握所学的重要内容。同时为参加研究生、执业医师、应聘和晋升等各种考试奠定坚实的基础。

唐久来

2018年6月

目录

第七章 创伤性及中毒性脑脊髓损伤的康复

第八章 儿童肌肉骨骼系统疾病的康复

第一章
儿童康复学概论

【学习目标】

1. 掌握　儿童康复学的内容及特点。
2. 熟悉　儿童康复学发展的方向及领域。
3. 了解　儿童康复学历史。

【习题】

一、名词解释

1. 儿童康复医学
2. 教育康复
3. 机构康复
4. 社区康复
5. 上门康复服务

二、填空题

1. 儿童并不是成人的__________,而是具有__________和康复需求,需要提供综合性或__________干预的人群。

2. 生长发育是儿童不同于成人的__________,要遵循其生理、__________和__________发育的特征与规律开展康复治疗。

3. 康复不仅是指训练病、伤、残者适应周围的__________,而且也指调整病、伤、残者的环境和__________,以利于他们__________。

4. 康复主要包括五个领域:医学康复、__________、__________、社会康复和__________。

5. 康复医学是临床医学的__________,以研究病、伤、残者的预防、评定、__________为主要任务,以改善功能、提高__________、改善__________为目的的一门__________学科。

6. 康复医学主要包括以下几方面:__________、__________和__________。

7. 儿童生长发育早期,姿势与粗大运动功能的改善和提高,主要依据__________及__________发育规律。

8. 按照 WHO 所提倡的 ICF 理念,各类致残性因素、功能状况以及残疾程度,不仅与__________相关,与生物学机制相关,而且与__________及__________相关。

三、选择题

【A1 型题】

1. 康复领域的 5 个方面，以下描述正确和完整的是
   A. 医学康复、教育康复、社区康复、社会康复、康复工程
   B. 医学康复、教育康复、精神康复、社会康复、康复工程
   C. 医学康复、教育康复、社区康复、职业康复、康复工程
   D. 医学康复、教育康复、职业康复、社会康复、康复工程
   E. 医学康复、教育康复、职业康复、心理康复、康复工程
2. 康复医学内容的 3 个方面，正确的描述为
   A. 康复预防、康复诊断、康复治疗
   B. 康复评定、康复治疗、康复指导
   C. 康复预防、康复评定、康复治疗
   D. 康复评定、康复治疗、康复预后
   E. 康复预防、康复治疗、康复指导
3. 儿童康复医学研究对象，错误的描述为
   A. 包括残疾儿童　B. 不包括特殊儿童　C. 包括特殊儿童
   D. 包括发育障碍儿童　E. 包括各类疾病
4. 机构康复不包括
   A. 医院康复　B. 康复中心康复　C. 社区康复
   D. 学校康复　E. 幼儿园康复
5. 描述“上门康复服务”，正确的是
   A. 属于学校康复服务　B. 属于社区康复服务　C. 属于专项康复服务
   D. 属于机构康复的外延服务　E. 属于医院康复服务
6. 描述研究生长发育的内容，错误的是
   A. 研究生理功能、心理功能和社会功能　B. 仅研究正常发育规律
   C. 研究异常发育及影响因素　D. 研究先天因素与后天因素
   E. 研究内在因素与环境因素
7. 对康复评定，描述错误的是
   A. 不包括家庭环境评定　B. 包括身体状况评定
   C. 包括神经心理发育评定　D. 包括运动发育评定
   E. 包括日常生活能力评定
8. 对儿童康复治疗，描述错误的是
   A. 包括运动治疗　B. 包括药物治疗　C. 包括手术治疗
   D. 包括辅助器具　E. 不包括马术治疗
9. 残疾预防，不包括
   A. 预防各类致残性因素的发生　B. 发掘功能的潜力
   C. 进行综合治理　D. 采用医学手段即可
   E. 改善个人因素及环境因素
10. 婴幼儿期康复治疗的主要目标，描述错误的是

A. 建立基本功能　　B. 为入学作准备　　C. 促进心理功能的发展
D. 促进生理功能的发展　　E. 促进社会功能的发展

11. 我国儿童康复事业起步于
A. 20 世纪 60 年代　　B. 20 世纪 70 年代　　C. 20 世纪 80 年代
D. 20 世纪 90 年代　　E. 21 世纪初

12. 目前我国儿童社区康复开展的实际状况是
A. 十分普及　　B. 发展迅速　　C. 覆盖所有康复需求者
D. 社区康复人员充足　　E. 发展较为缓慢

13. 康复医学的工作方法，错误的描述是
A. 与临床医学相同的方法　　B. 多学科工作方法　　C. 协作组工作方法
D. 康复团队模式　　E. 家庭成员也应参与

14. 儿童康复医学是
A. 康复医学的亚专科　　B. 针对的是特殊儿童
C. 具有基础理论、康复评定和康复治疗　　D. 独特医学学科
E. 以上都是

15. 发育障碍儿童包括
A. 发育指标（里程碑）延迟　　B. 智力发育障碍
C. 发育性协调障碍　　D. 全面性发育迟滞
E. 以上都包括

四、简答题

1. 简述康复的五个领域并进行解释。
2. 简述康复医学的内容并进行解释。
3. 简述儿童康复医学的特点。
4. 简述根据第二次全国残疾人抽样调查，我国残疾儿童总数、分类及各类数量和比例情况。
5. 简述我国儿童康复服务的途径并进行解释。

【参考答案】

一、名词解释

1. **儿童康复医学**　是康复医学的亚专科，从特殊需求儿童功能障碍预防、评定和处理的角度，成为具有基础理论、评定方法和治疗技术的独特医学学科。

2. **教育康复**　是采用各类教育的方法和手段促进康复。对适龄儿童而言，多采用医教结合的方法。

3. **机构康复**　是指在具体的机构内开展的康复，包括医院康复、不同的机构康复和幼儿园及学校康复。

4. **社区康复**　是指在社区内或基层开展的康复，依靠社区资源，为本社区病、伤、残者开展就地康复服务。

5. **上门康复服务** 是指机构内康复的外延服务,具有一定水平的专业人员走出康复机构,到病、伤、残者家庭或社区开展康复服务。

二、填空题

1. 微缩 鲜明特征 独特
2. 重要特征 心理 社会
3. 环境 社会条件 重返社会
4. 教育康复 职业康复 康复工程
5. 重要组成部分 功能障碍 治疗 生活自理能力 生活质量
6. 康复预防 康复评定 康复治疗
7. 反射发育 粗大运动发育
8. 疾病或创伤 个人因素 社会因素

三、选择题

【A1 型题】

1. D 2. C 3. B 4. C 5. D 6. B 7. A 8. E 9. D 10. B
11. C 12. E 13. A 14. E 15. E

四、简答题

1. 简述康复的五个领域并进行解释。

答:康复的五个领域如下:

(1)医学康复:是采用包括各类医学或医疗的方法和手段促进康复。医学康复涵盖整个医学范围,但着重于临床医学。

(2)教育康复:是采用各类教育的方法和手段促进康复。对适龄儿童而言,多采用医教结合的方法。

(3)职业康复:是针对成年人根据评定结果,实施针对性的职业训练,使其掌握一种或多种实用性技能,成为有用之才,重返社会。

(4)社会康复:是从社会学或宏观的角度推进和保障康复的实施,改善康复对象的环境条件,例如保障有效实施儿童康复法律法规的颁布和实施,相关的宣传教育,人们观念的改变,社会资源的发掘与利用等。

(5)康复工程:是工程学在康复医学领域中的应用,康复医学与工程学相结合服务于康复医学。利用或借助工程学的原理和手段,将现代科技的技术和产品转化为康复服务,包括各类康复器材、辅助器具及假肢矫形器等,越来越受到人们的重视。

2. 简述康复医学的内容并进行解释。

答:康复医学的内容主要包括以下几方面:

(1)康复预防:研究的重点是致残性疾病及功能障碍的流行病学,原因及预防措施;

(2)康复评定:是在临床检查的基础上,对病、伤、残者功能状况及其水平进行客观定性和(或)定量的描述(评定),并对结果进行合理解释的过程。康复评定的目的是为制定康复目标及康复计划,评定康复效果提供依据;

(3)康复治疗:是在康复评定的基础上,运用康复医学的基础医学原理,采用各类康复治疗技术和方法,进行康复治疗和干预。

3. 简述儿童康复医学的特点。

答:儿童康复医学的特点主要包括以下几方面:

(1)服务对象:是各种特殊需求儿童(功能障碍儿童),包括发育障碍、先天性疾病、后天性疾病、急性疾病、慢性疾病、各类损伤以及个人或环境因素导致的功能障碍者。随着社会的发展及生活方式的变化、现代医学水平的提高和疾病谱的变化,儿童康复医学涉及的疾病及康复需求范围日益扩大。

(2)工作方式:儿童康复医学同样是通过来源于不同专业的人员联合开展工作的方式,即以小组工作的方式,采取综合性康复的方法,改善功能障碍,促进全面发展,积极参与和活动,使其发挥最佳身体、心理、社会和教育等潜力的康复医学学科。

(3)生长发育:生长发育是儿童不同于成人的重要特征,要遵循其不同年龄阶段的生长发育特点,以及生理、心理、社会发展的特征和规律开展康复治疗。

4. 简述根据第二次全国残疾人抽样调查,我国残疾儿童总数、分类及各类数量和比例情况。

答:根据第二次全国残疾人抽样调查,我国残疾儿童状况如下:

(1)我国共有0~14岁残疾儿童817万。

(2)视力残疾18万、听力残疾116万、肢体残疾539万、智力残疾62万、精神残疾1.4万、多重残疾80万,占全国残疾人总数的15.8%,占全国儿童总数的2.66%。

(3)0~6岁残疾儿童约139.5万,每年新增近20万。

5. 简述我国儿童康复服务的途径并进行解释。

答:我国儿童康复服务的途径主要包括以下几方面:

(1)我国儿童康复服务的途径主要包括三个途径:机构康复、社区康复和上门服务。

(2)机构康复是指在具体的机构内开展的康复,包括医院康复、不同的机构康复和幼儿园及学校康复。

(3)社区康复是指在社区内或基层开展的康复,依靠社区资源,为本社区病、伤、残者开展就地康复服务。我国儿童社区康复主要是社区诊所及康复站点康复,医院或社区康复站点指导下的家庭康复。

(4)上门康复服务是指机构内康复的外延服务,具有一定水平的专业人员走出康复机构,到病、伤、残者家庭或社区开展康复服务。

(李晓捷)

第二章
儿童康复评定

【学习目标】

1. **掌握** 儿童运动功能评定、儿童日常生活活动能力评定、儿童言语-语言功能评定、ICF-CY。

2. **熟悉** 发育评定、儿童心理评定。

3. **了解** 概述、其他相关评定。

【习题】

一、名词解释

1. 康复评定
2. 发育
3. 儿童运动功能评定
4. 步行周期
5. 日常生活活动能力
6. 语言发育迟缓
7. 心理评定
8. 神经电生理检查

二、填空题

1. 康复评定目前普遍采用的 SOAP 法内容包括__________、__________、__________、__________。

2. 康复治疗计划应包括患儿的__________、__________、__________、__________、__________和__________六个部分。

3. 发育评定量表包括__________和__________。

4. __________是指竖头、翻身、坐、爬、站、姿势转换、走、跑、跳等运动，__________主要包括手的抓握、捏、双手协作能力、手的灵巧性和稳定性等。

5. 正常全身运动的发育分为______阶段（出生后~足月后 8 周龄），______阶段（足月后 9 周龄~足月后 5 月龄）两个阶段。

6. 语言是由声音、书写、手势符号等构成，主要用于__________，是约定俗成的

__________,语言能力主要包括对该符号系统的__________和__________。

7. S-S 法的构成:检查内容包括__________、__________和__________三个方面,以符号形式-指示内容的关系评定为__________,比较标准分为__________个阶段。

8. 常用的智力评定量表有__________、__________、__________、__________、__________等。

9. 神经电生理检查包括__________、__________和__________检查等。

三、选择题

【A1 型题】

1. 下列哪项不是康复评定的目的
   A. 判断功能障碍的状况　B. 制定康复治疗计划
   C. 评定康复治疗效果　D. 帮助判断预后
   E. 加强医患间沟通
2. 哪一项不是 SOAP 法康复评定的内容
   A. 主观资料　B. 客观资料　C. 功能评定
   D. 制定康复治疗计划　E. 家庭和社区康复治疗计划
3. 儿童康复治疗计划中远期目标一般指在多长时间之后所期望达到的活动和参与能力水平
   A. 1~3 年　B. 3~5 年　C. 5~7 年
   D. 学龄期之后　E. 青春期之后
4. 儿童康复治疗计划中近期目标一般是指在机构集中康复治疗的多长时间之内力争达到的康复目标
   A. 1~2 周　B. 2~4 周　C. 1~2 个月
   D. 3~6 个月　E. 7~12 个月
5. 一般常用的体格生长发育指标有
   A. 体重　B. 身高(长)　C. 坐高(顶臀长)
   D. 头围　E. 以上都是
6. 高危儿建议生后 6 个月内多长时间评估一次
   A. 1 周　B. 2 周　C. 1 个月
   D. 2 个月　E. 3 个月
7. 脑性瘫痪、智力发育障碍、孤独症谱系障碍等疾病患儿建议多长时间进行康复评定 1 次
   A. 1~2 周　B. 1~3 个月　C. 3~6 个月
   D. 7~12 个月　E. 1 年
8. Gesell 发育诊断量表的测试对象年龄范围是
   A. 0~18 个月　B. 0~1 岁　C. 0~3 岁
   D. 0~6 岁　E. 0~18 岁
9. 中国比内测验的测试对象年龄范围为
   A. 0~2 岁　B. 2~6 岁　C. 2~10 岁
   D. 2~15 岁　E. 2~18 岁
10. Conners 父母症状问卷适用于儿童青少年行为问题评定的年龄范围是

A. 3~8 岁　B. 3~10 岁　C. 3~12 岁
D. 3~14 岁　E. 3~16 岁

11. 下列哪一项**不在**发育评定的范围之内
A. 认知能力评定量表　B. 适应性行为评定量表
C. 运动功能评定量表　D. 言语语言功能评定量表
E. 日常生活活动能力量表

12. 下列哪项**不是**粗大运动的评定项目
A. 抓握　B. 坐　C. 腹爬
D. 走跑　E. 翻身

13. 下列哪项**不是**运动功能评定
A. GMs　B. AIMS　C. GMFM
D. FMFM　E. BI

14. 全身运动质量评估的异常表现**不包括**
A. "单调性"全身运动　B. "痉挛-同步性"全身运动
C. "扭动性"全身运动　D. "异常性"不安运动
E. "混乱性"全身运动

15. 下列哪项**不属于**关节活动度的评定
A. 围巾征　B. 腘窝角　C. 足背屈角
D. 改良 Ashworth 量表　E. 跟耳试验

16. 粗大运动功能测试(GMFM88)量表项分区**不包括**
A. 卧位和翻身　B. 坐位　C. 爬和跪
D. 走、跑、跳　E. 操作能力

17. 下列哪项**不是**精细运动功能测试(FMFM)的 5 个能力
A. 手眼协调能力　B. 听觉追踪　C. 抓握能力
D. 操作能力　E. 上肢关节活动能力

18. 下列哪一项**不是** ADL 评定的范围
A. 穿衣　B. 进食　C. 步行
D. 语言　E. 个人卫生

19. 下列哪一项**不是**儿童 ADL 评定的量表
A. BI　B. WeeFIM　C. PEDI
D. GMFM　E. 儿童综合功能评定表

20. S-S 法的适用范围是
A. 1 岁~6 岁半　B. 1 岁半~6 岁　C. 1 岁半~6 岁半
D. 1 岁半~7 岁　E. 2 岁~6 岁半

21. S-S 法中,阶段 4 的具体描述是
A. 能够理解三词句表现的事态,但其所表现的情况可逆
B. 此阶段儿童能将某事物、事态用 2~3 个词组连成句子
C. 符号形式与指示内容关系开始分化
D. 虽然仍是语言未获得阶段,但能够根据常用物品的用途大致进行操作,对事物的状况也能理解,对事物开始概念化

E. 语言尚未获得，且尚未形成对事物、事物状态的概念，对外界的认识尚处于未分化阶段

22. 构音障碍主要分为哪三大类
A. 运动性构音障碍、痉挛型构音障碍、功能性构音障碍
B. 痉挛型构音障碍、器质性构音障碍、功能性构音障碍
C. 运动性构音障碍、器质性构音障碍、运动过弱型构音障碍
D. 运动过强型构音障碍、器质性构音障碍、功能性构音障碍
E. 运动性构音障碍、器质性构音障碍、功能性构音障碍

23. 改良 Frenchay 构音障碍检测法中的等级评分法分为
A. a~e 五个等级　　B. 1~5 五个等级
C. Ⅰ~Ⅴ 五个等级　　D. 一~五 五个等级
E. one~five 五个等级

24. 关于 GRBAS 评价，以下说法错误的是
A. 总分度 G　　B. 粗糙声 R　　C. 气息声 B
D. 痉挛声 A　　E. 紧张声 S

25. 临床上常见的婴幼儿发育量表有包括
A. 丹佛发育筛查测验（DDST）　　B. Gesell 发育诊断量表（GDDS）
C. Brazeton 新生儿行为评定量表（NBAS）　　D. 贝利婴儿发育量表（BSID）
E. 以上都是

26. Gesell 发育诊断量表（GDDS）以哪一项来评估发育水平
A. 适应性行为　　B. 大运动　　C. 精细动作
D. 语言　　E. 发育商（DQ）

27. PPVT 图片词汇测试结果侧重于评估
A. 言语智力　　B. 粗大运动　　C. 精细运动
D. 步行功能　　E. 社会交往

28. Conner 行为评价量表主要适用于
A. 孤独症　　B. 注意缺陷伴多动障碍　　C. 缄默症
D. 精神发育迟缓　　E. 智力低下

29. 韦氏幼儿智力量表第四版（WPPIS-Ⅳ）适用于哪个年龄段人员
A. 3.5~6.5 岁　　B. 3.0~6.5 岁　　C. 3.0~6.0 岁
D. 2.0~6.5 岁　　E. 4.0~6.5 岁

30. ICF-CY 中定义的功能不包括
A. 身体结构　　B. 身体功能　　C. 活动能力
D. 参与能力　　E. 环境因素

31. 为满足小儿脑瘫康复临床科研工作使用的 ICF 核心分类组合是
A. 综合版核心分类组合　　B. 简明通用版核心分类组合
C. <6 岁组简明版核心分类组合　　D. ≥6，<14 岁组简明版核心分类组合
E. ≥14，<18 岁组简明版核心分类组合

32. 临床上常见病变异常 EMG 类型有哪些
A. 周围神经病变及损伤　　B. 肌源性病变
C. 神经源性病变　　D. 腓肠肌萎缩症

E. 以上都是

33. 诱发电位**不包括**

A. 躯体感觉诱发电位 B. 脑干听觉诱发电位

C. 视觉诱发电位 D. 感觉诱发电位

E. 运动诱发电位

34. 脑电图可用于以下哪些疾病

A. 癫痫 B. 脑肿瘤 C. 精神与认知障碍疾病

D. 脑外伤 E. 以上均是

35. MRI 的优点哪一项**不正确**

A. 高空间分辨率

B. 可以提供多层面(包括横轴位、冠状位、矢状位及任意斜位)的解剖学信息

C. 扫描时间相对较长

D. 不需要使用造影剂

E. 对患者无辐射

36. 神经电生理检查**不包括**

A. 功能性磁共振 B. 肌电图 C. 诱发电位

D. 脑电图 E. 神经电图

【A2 型题】

37. 一个 12 月龄婴儿前囟门已经闭合,头围为 42cm,最可能的诊断是

A. 发育迟缓 B. 小头畸形 C. 狭颅症

D. 脑性瘫痪 E. 智力发育障碍

38. 学龄儿童教师反映无法跟班学习,认知和反应能力均比较差,对其进行智力评定首选的

A. 韦氏幼儿智力量表第四版 B. 韦氏儿童智力量表第四版

C. Peabody 图片词汇测试 D. 中国比内测验

E. 斯坦福-比奈智力量表

39. 某幼儿园儿童动作笨拙,为评定其可能存在的运动发育迟缓和在同龄儿中的运动发育水平,应选择的量表是

A. Peabody 运动发育评定 B. 粗大运动功能测试

C. 粗大运动功能分级系统 D. 精细运动能力测试

E. 手功能分级系统

40. 一个 8 月龄的婴儿进行运动评定最适合的量表是

A. GMs B. NBNA C. GMFM

D. FMFM E. AIMS

41. 某小学生使用辅助移动器具行走;在室外和社区内的行走受限,粗大运动功能分级为

A. Ⅰ B. Ⅱ C. Ⅲ

D. Ⅳ E. Ⅴ

42. 要对一名 4 岁儿童的语言理解能力进行评定,但其表达困难,治疗师首选的评定方法是

A. Illinois 心理语言能力测验(ITPA) B. Peabody 图片词汇测验(PPVT)

C. 儿童语言发育迟缓评定(S-S 法) D. 改良 Frenchay 构音障碍检测法

E. Gesell 发育诊断量表(GDDS)

43. 要对一名6岁儿童的嗓音进行评定,治疗师可以选择的主观感知评价方式是
A. 汉语失语症检查法
B. 韦氏儿童智力量表第四版(WISC-IV)
C. 改良Frenchay构音障碍检测法
D. GRBAS评价
E. 言语失用评价表
44. 一个18月龄的孩子不会喊爸爸、妈妈,别人和他讲话时似乎听不到,缺乏目光对视。大运动、精细运动与同龄儿童相似。最可能使用的诊断量表是
A. CARS量表
B. ABC量表
C. 韦氏智力测试
D. PPVT图片词汇测试
E. 斯坦福-比奈智力量表
45. 一个5岁半的孩子上幼儿园大班,不会扣扣子、不会系鞋带、做操和游戏时跟不上节奏,书写缓慢,语言和智力正常。最可能使用的评定量表是
A. 韦氏智力测验
B. 瑞文测试
C. 儿童孤独症评定量表
D. Gesell发育诊断量表
E. Conner行为评价量表
46. 成某,18岁,男性,突然倒地、四肢抽搐、口角流涎,意识障碍。最可能使用的检测是
A. 脑电图
B. 肌电图
C. 听觉诱发电位
D. 超声
E. CT

【B型题】

(47~48题共用备选答案)
A. 1个月
B. 2个月
C. 3~6个月
D. 1年
E. 1~2年
47. 高危儿建议生后6个月内进行康复评定的时间间隔是
48. 高危儿建议生后7~12个月内进行康复评定的时间间隔是

(49~50题共用备选答案)
A. GM Trust全身运动评估
B. 0~1岁神经运动检查20项
C. Alberta婴儿运动量表
D. Peabody运动发育评定
E. 粗大运动功能测试
49. 超早期筛查和预测部分类型脑性瘫痪的工具是
50. 能对婴儿运动质量进行评定的工具是

(51~52题共用备选答案)
A. Peabody运动发育评定
B. 粗大运动功能测试
C. 粗大运动功能分级系统
D. 精细运动能力测试
E. 手功能分级系统
51. 对脑性瘫痪患儿运动功能评定首选的工具是
52. 对发育迟缓患儿评定首选的工具是

(53~54题共用备选答案)
A. Ⅰ
B. Ⅱ
C. Ⅲ
D. Ⅳ
E. Ⅴ
53. 能操作大多数物品,但在完成质量和(或)速度方面受到一定影响,在小学生中的日常生活中操作物品的能力进行分级为
54. 操作物品困难:需要帮助准备和(或)调整活动,在小学生中的日常生活中操作物品的能力

进行分级为

（55～56 题共用备选答案）

A. 臀大肌步态 B. 臀中肌步态
C. 股四头肌步态 D. 剪刀步态
E. 共济失调步态

55. 步态特征为行走时上身左右交替摇摆，状如鸭子，又称为鸭步的步态是
56. 因重心难以控制，行走时东倒西歪，呈蹒跚状或醉汉样，又称蹒跚步态或醉酒步态的步态是

（57～58 题共用备选答案）

A. 1 岁 6 个月～2.0 岁 B. 2.0 岁～2 岁 6 个月
C. 2 岁 6 个月～3 岁 6 个月 D. 3 岁 6 个月～5 岁
E. 5 岁～6 岁 6 个月

57. 在 S-S 法中，3-2 阶段对应的年龄阶段是
58. 在 S-S 法中，5-1 阶段对应的年龄阶段是

（59～60 题共用备选答案）

A. A 群 B. B 群 C. C 群
D. Ⅰ群 E. Ⅱ群

59. 在 S-S 法中，交流态度良好是属于
60. 在 S-S 法中，语言符号尚未掌握是属于

（61～62 题共用备选答案）

A. 儿童焦虑性情绪障碍筛查表
B. 儿童孤独症评定量表（CARS，克氏量表）
C. 简易婴幼儿孤独症筛查量表改良版（M-CHAT）
D. Conner 行为评价量表
E. 孤独症行为量表（ABC）

61. 我国孤独症谱系障碍最常用的筛查方法是
62. 我国孤独症谱系障碍最常用的诊断方法是

（63～64 题共用备选答案）

A. 韦氏学龄前及幼儿智力量表 B. 瑞文测验（CRT）
C. 成套神经心理测验儿童版 D. 粗大运动功能测试量表
E. Conner 行为评价量表

63. 智力低下最常用的检查量表是
64. 注意缺陷多动障碍最常用的评估量表是

（65～66 题共用备选答案）

A. 脑电图 B. 肌电图 C. 听觉诱发电位
D. 超声 E. CT

65. 癫痫最常用的检查方法是
66. 重症肌无力最常用的方法是

四、简答题

1. 简述发育筛查性测验常用的方法有哪些。
2. 简述发育诊断性测验常用的方法有哪些。
3. 针对小儿关节活动度和肌张力的评定的特殊方法有哪些。
4. 小儿反射发育按神经成熟度可分为哪几类。
5. 功能独立性评定(Wee-FIM)评定的项目有哪些。
6. 简述《中国康复研究中心构音障碍检测法》的两大检测项目及其各自的检查范围。
7. 列举临床常用的婴幼儿发育评定量表。
8. 肌电图观察指标包括哪些。

【参考答案】

一、名词解释

1. **康复评定** 是对功能障碍者的功能状况及其水平进行定性和(或)定量描述,并对其结果做出合理解释的过程。

2. **发育** 又称发展,是指个体细胞、组织、器官和系统的分化和功能成熟,主要指一系列生理、心理和社会功能发育,重点涉及儿童的感知发育、思维发育、语言发育、运动功能发育、人格发育和学习能力的发育等。

3. **儿童运动功能评定** 是通过收集患儿的有关资料、选择适当的评估量表或测量工具,依据儿童运动发育规律、运动与姿势发育顺序、肌力、肌张力、关节活动度、反射发育、运动类型等特点,综合评定是否存在运动发育落后、运动障碍、运动异常。

4. **步行周期** 行走时一侧足跟着地到该侧足跟再次着地的过程为一个步行周期,包含一个支撑相和一个摆动相。

5. **日常生活活动能力** 是指人们为了维持生存及适应生存环境而每天必须反复进行的、最基本的、最具有共性的活动,包括衣、食、住、行、个人卫生等动作和技巧。

6. **语言发育迟缓** 指处于发育过程中的儿童,其语言发育并没达到与其年龄相应的水平,狭义的语言发育迟缓不包括听力障碍、构音障碍、孤独症谱系障碍等其他语言障碍类型。

7. **心理评定** 是依据心理学的理论和方法对人的心理过程和人格特征等内容,如认知、情绪状态、记忆、智力、性格等所作出的鉴定。儿童心理评定可通过各种儿童发育筛查与心理测评量表来判断儿童神经心理发育的水平。

8. **神经电生理检查** 是以神经、肌肉的电生理特性为基础,应用电生理技术记录或测定器官组织、神经肌肉的自发电活动、诱发电位、离子通道的关闭和开放的等电活动,并分析电活动的各项参数,以利于中枢或周围神经性疾病的诊断。

二、填空题

1. 主观资料　客观资料　功能评定　制定康复治疗计划
2. 一般信息　诊断　主要功能障碍　康复目标　康复治疗方案　治疗过程中的注意事项

3. 发育筛查性测验 发育诊断性测验

4. 粗大运动 精细运动

5. 早产时期和扭动运动 不安运动

6. 沟通交流 符号系统 理解 表达

7. 符号形式与指示内容关系 基础性过程 交流态度 核心 5

8. 韦氏幼儿智力量表第四版 韦氏儿童智力量表第四版 Peabody 图片词汇测试 斯坦福-比奈智力量表 瑞文测试

9. 肌电图 诱发电位 脑电图

三、选择题

【A1 型题】

1. E	2. E	3. A	4. C	5. E	6. C	7. C	8. D	9. E	10. E
11. E	12. A	13. E	14. C	15. D	16. E	17. B	18. D	19. D	20. C
21. B	22. E	23. C	24. D	25. E	26. E	27. A	28. B	29. A	30. E
31. A	32. E	33. D	34. E	35. C	36. A				

【A2 型题】

37. B	38. B	39. A	40. E	41. C	42. B	43. D	44. A	45. D	46. A

【B 型题】

47. A	48. B	49. A	50. C	51. C	52. A	53. B	54. C	55. B	56. E
57. A	58. D	59. D	60. A	61. B	62. E	63. A	64. E	65. A	66. B

四、简答题

1. 简述发育筛查性测验常用的方法有哪些。

答:新生儿 20 项行为神经测查、丹佛发育筛查测验、绘人测验、0~6 岁儿童智能发育筛查测验等。

2. 简述发育诊断性测验常用的方法有哪些。

答:0~6 岁儿童神经心理发育量表(儿心量表)、Gesell 发育诊断量表、贝利婴儿发育量表。

3. 针对小儿关节活动度和肌张力的评定的特殊方法有哪些。

答:头部侧向转动试验、臂弹回试验、围巾征、腘窝角、足背屈角、跟耳试验、内收肌角、牵拉试验。

4. 小儿反射发育按神经成熟度可分为哪几类。

答:(1)原始反射,属于非条件反射,其反射中枢位于脊髓、延髓和脑桥。原始反射大部分在 2~6 个月内消失。

(2)立直反射,是身体在空间发生位置变化时,主动将身体恢复直立状态的反射,其反射中枢位于中脑和间脑。主要功能是维持头在空间的正常姿势、头颈和躯干间、躯干与四肢间的协调关系。

(3)平衡反应,是神经系统发育的高级阶段,其中枢位于大脑皮层。主要作用是当身体重心移动或支持面倾斜时,躯体通过调节肌张力以及躯干与四肢的代偿性动作,适应重心的变化以保持正常姿势。

5. 功能独立性评定(Wee-FIM)评定的项目有哪些。

答:包括运动功能和认知功能两部分,运动功能测试包括自理能力、括约肌控制、转移、行走。

6. 简述《中国康复研究中心构音障碍检测法》的两大检测项目及其各自的检查范围。

答:包括构音器官运动功能检查和构音检测两大项。

构音器官运动功能检查包括构音器官的部位、形态、异常程度、性质、运动速度、范围、肌力、运动的精巧性、准确性及圆滑性等。

构音检查范围包括会话、单词、音节复述、文章水平、构音类型运动等检查项。

7. 列举临床常用的婴幼儿发育评定量表。

答:丹佛发育筛查测验(DDST)、Gesell 发育诊断量表(GDDS)、Brazeton 新生儿行为评定量表(NBAS)、贝利婴儿发育量表(BSID)、0~6 岁儿童神经心理发育量表。

8. 肌电图观察指标包括哪些。

答:(1)插入电位;(2)终板噪声电位;(3)肌肉放松时自发电位;(4)肌肉轻收缩时运动单位电位:时限,波幅,位相;(5)大力收缩运动单位电位募集和发放类型。

(吕智海 欧阳辉)

第三章 儿童康复治疗技术

【学习目标】

1. **掌握** 电疗和水疗的分类、治疗作用、治疗技术、适应证、禁忌证。

2. **熟悉** 生物反馈疗法、超声波、光疗的分类、治疗作用、治疗技术、适应证、禁忌证等。

3. **了解** 传导热疗法、冷疗、经颅磁刺激疗法、磁疗法的分类、治疗作用、治疗技术、适应证、禁忌证等。

【习题】

一、名词解释

1. 物理因子疗法
2. 功能性电刺激
3. 水疗法
4. 超声波疗法
5. 光疗
6. 中医康复治疗
7. 推拿
8. 一指禅推法
9. 针灸
10. 理筋手法
11. 正骨手法
12. 中药熏洗疗法
13. 穴位贴敷疗法
14. 针刀疗法
15. 教育康复
16. 循序渐进法
17. 行为矫正法
18. 引导式教育
19. 感觉统合训练
20. 康复护理管理

21. 痉挛型患儿的抱姿
22. 多感官刺激训练
23. 娱乐疗法
24. 互动系统
25. 自制控制
26. 马术治疗

二、填空题

1. 推拿具有功效的是__________、__________。
2. 推拿手法可分为__________、__________、__________、__________、__________、__________、__________。
3. 针灸疗法的作用是__________、__________、__________。
4. 理筋疗法的手法要求是__________、__________、__________、__________。
5. 正骨手法分为__________、__________、__________、__________、__________、__________、__________、__________。
6. 常用的辨证方法有__________、__________、__________、__________。
7. 中医学最基本的八法是__________、__________、__________、__________、__________、__________、__________、__________。
8. 传统运动疗法一般分为__________、__________、__________。

三、选择题

【A1 型题】

1. 低频电流的频率是

A. 1000Hz 以下　　B. 1~100kHz　　C. 100kHz~150GHz
D. 150~200GHz　　E. 200~300GHz

2. 水疗通过水的喷雾、冲洗、摩擦、涡流等碰撞身体表面产生的效应称作

A. 机械效应　　B. 冷敷效应　　C. 热敷效应
D. 化学效应　　E. 温度刺激作用

3. 超声波治疗常用的频率是

A. 20~50kHz　　B. 50~100kHz　　C. 100~500kHz
D. 500~800kHz　　E. 800~1000kHz

4. 表示临床超声波治疗剂量的单位是

A. W/cm^2　　B. W　　C. $kg \times 10^3/(cm^2 \cdot s)$
D. kJ/cm^3　　E. kJ

5. 超声治疗时声头应在治疗部位缓慢移动,是为了

A. 充分接触治疗部位　　B. 避免损伤皮肤　　C. 避免治疗时声能分布不均
D. 增加治疗强度　　E. 增加超声波传播距离

6. 关于神经肌肉电刺激疗法的治疗作用,以下说法**错误**的是

A. 刺激肌肉收缩改善肌肉本身的血液循环,加强局部代谢,防止或减轻失用性肌萎缩和挛缩的发生

B. 促进神经重新生长和恢复传导功能,加快失神经支配肌肉运动功能的恢复
C. 刺激痉挛肌的拮抗肌,通过拮抗肌的收缩使痉挛肌张力升高
D. 先后对一组痉挛肌和拮抗肌进行刺激时,可使痉挛肌与拮抗肌的肌张力达到平衡
E. 刺激平滑肌可提高张

7. 红外线辐射人体时主要产生
A. 光化学效应 B. 机械效应 C. 温热效应
D. 量子效应 E. 非热效应

8. 蓝紫光疗法临床用于治疗
A. 支气管炎 B. 新生儿胆红素血症 C. 肺炎
D. 关节炎 E. 肺结核

9. 热传导疗法的传热介质不包括
A. 石蜡 B. 水 C. 沙
D. 石棉 E. 盐

10. 以下不属于热疗法的禁忌证的有
A. 治疗部位有感染灶的患儿 B. 高热惊厥的患儿
C. 恶性肿瘤、出血倾向患儿 D. 急性扭伤超过 24 小时无出血倾向的患儿
E. 局部皮肤感觉障碍患儿

11. 关于水疗法注意事项,以下说法错误的是
A. 患儿出水后立即擦干身体,注意保暖,预防感冒
B. 水疗的强度和时间视儿童病情及体质而异
C. 在运动治疗、言语治疗、作业治疗之后进行水疗
D. 整个过程必须治疗师陪同下水,严密监护
E. 训练前 1 小时不宜进食,防止呕吐引起窒息

12. 在对患儿进行光疗时,光浴箱内的温度一般保持在
A. 40~50℃ B. 30~40℃ C. 50~60℃
D. 25~35℃ E. 35~45℃

13. 下运动神经元损伤后肌肉失神经支配、失用性肌萎缩的患儿,最适宜选用下列何种疗法
A. 经皮神经电刺激治疗技术 B. 失神经肌肉电刺激治疗技术
C. 痉挛肌电刺激治疗技术 D. 功能性电刺激治疗技术
E. 小脑电刺激法

14. 在失神经肌肉电刺激治疗技术中双极法的电极放置位置正确的是
A. 在受累肌肉的肌腹同侧放置两个电极,近端电极为阳极,远端电极为阴极
B. 在受累肌肉的肌腹两端放置两个电极,近端电极为阴极,远端电极为阳极
C. 在受累肌肉的肌腹两端放置两个电极,近端电极为阳极,远端电极为阴极
D. 在受累肌肉的肌腹上随意放置两个电极,一端电极为阳极,另一端电极为阴极
E. 在受累肌肉的肌腱两端放置两个电极,近端电极为阳极,远端电极为阴极

15. 下列哪项不是作业活动
A. 手工艺活动 B. 电脑游戏 C. 艺术活动
D. 日常生活活动训练 E. 以上皆是

16. 下列哪项不是社会心理作业治疗的服务对象

A. 精神分裂症　　B. 抑郁症　　C. 躁狂症
D. 截瘫　　E. 骨折

17. 哪项不是日常生活活动能力的训练的工作内容
A. 转移活动训练　　B. 社会活动训练　　C. 床上活动训练
D. 感觉统合治疗　　E. 家务活动训练

18. 哪项不是作业治疗过程的基本的步骤
A. 设定长期目标　　B. 治疗的实施　　C. 再评定
D. 不需短期目标　　E. 评定

19. 哪项不是作业治疗的定义几个重要成分
A. 作业治疗具有单一性和复杂性
B. 作业活动可作为一种治疗手段
C. 参与作业活动有利于健康恢复、保持和促进
D. 要求患儿主动参与治疗活动
E. 最终目的是改善残疾和残障、使患儿可参与及对社会做出贡献

20. 坐站转移的动作成分不包括
A. 双手指向地上,躯干向前倾斜
B. 坐于床边,双足分开,与肩同宽,双足垂直平放于地上
C. 双膝前移超过足尖,臀部抬离床面,患侧下肢充分负重
D. 双腿伸髋、伸膝用力
E. 躯干弯曲,快速站起

21. 作业治疗的注意事项
A. 治疗方法的选择要因地制宜
B. 治疗过程应加强保护,防止意外
C. 根据不同的患儿采取一致的治疗方案
D. 充分重视患儿的参与
E. 根据病情的变化及时调整治疗方案

22. 以下不属于治疗性作业活动的是
A. 木工工作　　B. 绘画　　C. 制作矫形器
D. 折纸　　E. 下棋

23. 下面哪项属于游戏疗法
A. 棋牌类游戏　　B. 迷宫游戏　　C. 电脑游戏
D. 套圈游戏　　E. 以上都是

24. 进行感觉统合治疗时,不应该遵循的原则
A. 针对性原则　　B. 综合性治疗原则　　C. 使用药物治疗原则
D. 快乐原则　　E. 兴趣性原则

25. 一个 2 岁半的聋儿来医院植入电子耳蜗后,由于其语言功能进步不明显而转介到康复科,要培建该患儿的聆听技能,其一般训练顺序是
A. 声音识别、声音觉察、声音辨别、声音理解
B. 声音识别、声音觉察、声音理解、声音辨别
C. 声音辨别、声音觉察、声音识别、声音理解

D. 声音觉察、声音辨别、声音识别、声音理解
E. 声音觉察、声音识别、声音理解、声音辨别

26. 以下属于构音障碍训练的是
A. 异常姿势抑制体位
B. 呼吸训练
C. 口唇与下颌的运动训练
D. 引导发音训练
E. 以上都是

27. 事物功能性操作的扩大训练是属于阶段性治疗程序中的哪个阶段
A. 事物、事态概念未分化阶段训练
B. 事物功能性操作到匹配、选择训练
C. 手势符号的训练
D. 扩大词汇量训练
E. 句法训练

28. 下列关于心理治疗的说法**错误**的是
A. 是治疗师与被治疗者之间关系的互动
B. 目的在于解决病人所面临的心理困难
C. 影响或改变患者的感受、认识、情绪及行为
D. 治疗师不一定要受过专门训练
E. 以良好的医患关系为桥梁,应用心理学的方法

29. 心理治疗根据学派理论分
A. 精神分析心理治疗
B. 行为治疗
C. 分析性心理治疗
D. 行为治疗
E. 以人为中心的治疗

30. 心理治疗的一般性原则,以下描述**错误**的是
A. 统一性原则
B. 尊重信任原则
C. 保密原则
D. 回避原则
E. 发展性原则

31. 关于儿童心理治疗的特殊性的说法正确的是
A. 不会主动求助
B. 言语理解和表达能力弱
C. 更多依赖于家庭环境
D. 可塑性强
E. 以上都是

32. 儿童心理治疗的程序
A. 了解儿童少年存在的行为问题
B. 实施干预时不需要考虑亲子关系
C. 进行诊断性评估
D. 监测治疗进展
E. 制定详细的治疗计划

33. 儿童治疗过程中可能存在的阻力**不包括**
A. 父亲
B. 母亲
C. 教师
D. 儿童自身
E. 治疗师

34. 关于行为治疗的要领,下列说法**错误**的是
A. 合适的惩罚反应量
B. 对年龄小的儿童,要马上给予赏罚
C. 尽可能多的奖励
D. 年龄大的儿童,可延迟给予反应,但也不宜拖得太久
E. 恰当的赏罚时机

35. 下列属于行为治疗的是

A. 认知治疗　B. 系统脱敏法　C. 家庭治疗
D. 合理情绪行为疗法　E. 团队心理治疗

36. 合理情绪行为疗法的核心理论是 ABC 理论，下列关于 ABC 说法错误的是
A. B 是指心理领悟过程　B. C 是指导致情绪问题等结果
C. C 是指导致行为问题等结果　D. A 是指诱发事件
E. B 是指不合理的信念

37. 关于游戏治疗的作用，下列说法正确的是
A. 建立关系　B. 交流　C. 评价
D. 治愈　E. 以上都是

38. 以下关于推拿的治疗作用不正确的是
A. 疏通经络 行气活血　B. 理筋整复
C. 平衡阴阳 补虚泻实　D. 调整脏腑功能
E. 滑利关节

39. 以下关于推拿手法的作用叙述正确的有
A. 推法能治疗一切寒证　B. 擦法荡涤积滞的作用较强
C. 擦法具有明显的调和气血的作用　D. 点法是放松类的典型代表
E. 振法具有开通闭塞、活血止痛的作用

40. 具有双重调节作用的推拿手法是
A. 摆动类　B. 摩擦类　C. 运动关节类
D. 捏脊类　E. 叩击类

41. 推拿的治疗原则不包括
A. 以动为主，动静结合　B. 因时、因地、因人制宜
C. 标本同治、缓急兼顾　D. 整体观念、辨证施术
E. 手法为主，牵引为辅

42. 关于头皮针法注意事项错误的是
A. 严格消毒、防止感染
B. 头针刺激较强，注意观察患儿面色、表情，以防晕针
C. 婴幼儿颅缝未闭合者慎用，前囟未必者针刺时避开前囟
D. 高热、心力衰竭、病情危重者宜采用头针急救
E. 头部血管丰富，容易出血，出针后必须用干棉球按压针孔 1~2 分钟，以防出血

43. 头针的操作要求是
A. 进针快　B. 捻针快　C. 出针快
D. 针刺快　E. 摇针快

44. 灸法的作用有
A. 温经散寒　B. 扶阳固脱　C. 消瘀散法
D. 防病保健　E. 解毒杀虫

45. 中药洗浴常用药物
A. 活血化瘀、温经通络　B. 清热泻火、祛风除湿
C. 重镇安神、息风止痉　D. 攻毒杀虫止痒
E. 补虚

46. 理筋正骨疗法及针刀疗法均适用于
A. 内脏虚损类疾病　B. 肿瘤类疾病　C. 骨伤类疾病
D. 皮肤病　E. 血液病
47. 以下哪项不是儿童教育康复常用的方法
A. 诊疗教学法　B. 循序渐进法　C. 任务分析法
D. 辅助支具　E. 音乐治疗
48. 下列哪项不是儿童教育康复的实施主要的康复对象
A. 智力障碍　B. 肢体障碍　C. 多重残疾
D. 视力障碍　E. 心境障碍
49. 以下关于儿童教育康复说法错误的是
A. 儿童教育康复运用多种方法,可以适当强调其中的一种方法
B. 文化知识教育与缺陷补偿教育结合的形式是教学内容的主要构成
C. 教学过程需医疗监督参与,使医疗康复与教育康复有机结合
D. 教学设施和教具要方便缺陷儿童使用并符合卫生规范
E. 应当根据实际情况具体分析
50. 以下哪项不是儿童教育康复的原则
A. 早期发现、早期干预　B. 激发兴趣、体验喜悦
C. 消除不合适的行为情绪问题　D. 教育内容要有系统性、循序渐进
E. 强调家长的合作和参与
51. 关于诊疗教学法错误的是
A. 依照教学诊断资料为个别患儿设计个体化的教学方案
B. 诊疗教学是"教学—检验—教学"的交替过程
C. 诊疗教学由诊断、计划、实施教学、评估和修正等 5 个阶段组成,周而复始
D. 教师不仅要了解问题儿童学习能力程度,还要了解其失败的原因和如何通过有关心理过程与发展线索促使其取得成功
E. 可采用引导启发和互动式教学法
52. 小儿康复治疗的特点是
A. 康复治疗时剂量强度可大可小　B. 严密观察其反应,随时调整治疗方案
C. 必须进行过强过久的热疗或运动　D. 脑瘫患儿增加运动量和提高手法强度
E. 小儿进行的治疗运动疗法是一样的
53. 下列哪一项不是儿童教育康复目的
A. 使儿童具有健康的心理　B. 重建儿童功能,改善身体状况
C. 使儿童掌握生活和劳动技能　D. 生活自理,回归社会
E. 使儿童成为最优秀的儿童
54. 儿童教育康复的实施主要的康复对象
A. 智力障碍者　B. 运动障碍者　C. 听力语言障碍者
D. 视力障碍者　E. 以上均是
55. 以下哪项是患儿教育康复的主要途径
A. 特殊学校　B. 康复机构的教学　C. 社区教育
D. 家庭教育　E. 以上均是

56. 康复护理的最终目的
A. 减轻痛苦,促进康复
B. 使患者尽量减少继发性功能障碍
C. 提高生存质量
D. 重返家庭,回归社会
E. 以上均是

57. 右侧图的抱法适合于

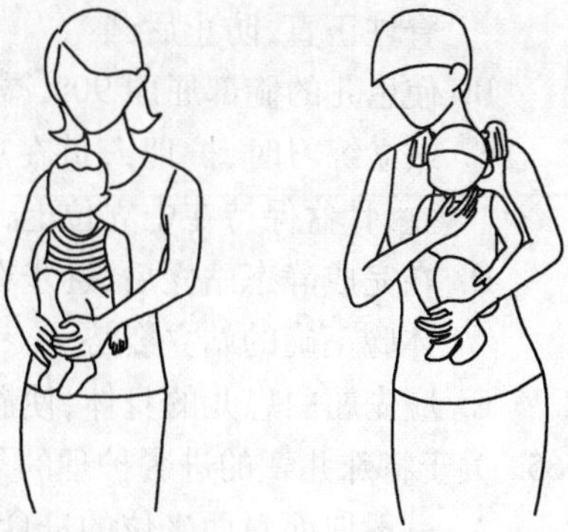

A. 不随意运动型患儿
B. 痉挛型患儿
C. 随意运动型患儿
D. 伸肌痉挛型患儿
E. 屈曲痉挛型患儿

58. 关于康复环境管理以下错误的是
A. 室内保持空气新鲜、阳光充足、通风良好、温度适宜
B. 定期用紫外线消毒,地面常用消毒液擦地,以预防和减少院内感染
C. 灯光应特别设计,通过光的反射作用照亮病房,避免灯光直接刺激患儿的眼睛
D. 床应选择带有床挡的多功能床,病床之间间距不应小于1.2m
E. 门的设计应宽敞,安装滑道并侧拉,方便患儿及轮椅出入

59. 关于口腔护理以下错误的是
A. 患儿咀嚼功能和舌活动差,使食物残渣易存留
B. 患儿咀嚼功能不良而以软食为中心,食物滞留在牙齿间
C. 家长要监督自己的孩子刷牙和保持牙齿的清洁
D. 减少食物摄入量和定期访问牙医,对于患儿防止各类牙病的发生是十分重要的
E. 及时正确的辅食添加

60. 关于特殊儿童的穿衣护理错误的是
A. 可选择坐位或侧卧,尽量选择对称的方法,使患儿的姿势保持左右对称
B. 衣物应选择宽松、前开、纽扣大的衣物
C. 应先穿健侧肢体的衣服,脱衣服时先脱患侧肢体的衣服
D. 患儿肩后缩应将其上身前倾,便于手臂伸出,但不要强拉,这样会引起屈肘
E. 必须避免患儿头部、肩部施加向下的压力

61. 康复护理与管理的方法不包括
A. 机构康复护理与管理
B. 病房护理与管理
C. 特殊护理
D. 家庭护理与管理
E. 社区护理与管理

62. 实现“人人康复”的有效途是
A. 医院-社区-家庭康复模式
B. 医院康复
C. 社区康复
D. 机构康复
E. 家庭康复

63. ①填写患儿存在问题的表格;②对患儿做出全面正确的预后判断(不仅仅考虑行走和移动);③全面了解患儿情况;④判断患儿哪些问题可以改善,哪些问题不能改善,例如患儿什么时间可以治疗?患儿家长配合情况?治疗是否会影响其他活动?夜间睡眠如何?能否耐受穿戴矫形器入睡或保持特定的体位等;⑤制订康复治疗的目标、方式和优先选择的治疗项目等;⑥护理结合日常生活动作干预能促进或恢复功能;⑦所有内容经过治疗小组讨论达成一致意见。以上关于制定康复目标和方法的正确顺序是

A. ①②③④⑤⑥⑦　　B. ②①④③⑤⑥⑦　　C. ①③②④⑤⑥⑦
D. ①④②③⑤⑥⑦　　E. ①⑤②③④⑥⑦

64. 关于特殊儿童坐、站训练正确的是
A. 坐位练习时，护理人员坐(跪)在患儿后面，用自己胸腹部顶住患儿腰背部，保持患儿的脊柱正直，防止后凸
B. 使患儿的髋部屈曲 90°，减轻脊柱后凸，角椅是训练患儿坐姿的器具
C. 站立练习时，护理人员在患儿后面，用双手扶住患儿骨盆两侧，让患儿尽可能双腿直立，骨盆保持在中立位上，处于正确的静态站立姿势
D. 在完成静态站立后，逐步在站立时头、躯干、四肢等进行随意活动，并保持相对的平衡，体验正确的站立姿势
E. 应先屈曲患儿的身体，使髋部弯曲，躯干和手臂向前，这样做将使控制患儿变得容易

65. 关于特殊儿童的进餐护理的是
A. 一般取面对面坐位的进食方法，患儿要半坐着，头微微向前屈，身体两侧对称
B. 用勺饮水时将杯边放在牙间
C. 选择食物种类应逐步过度，从流质、半流质、软食到固体食物
D. 若勺被咬住，不要用力拉出，应等患儿自行放松
E. 如患儿有不自主吐舌，可以用勺压舌，训练合唇

66. 辅助器具按使用人群分为几类
A. 四　　B. 五　　C. 六
D. 七　　E. 八

67. ICF-CY 强调改造________来适应功能障碍者的损伤
A. 床　　B. 卫生间　　C. 康复训练设施
D. 助行器　　E. 环境

68. 下列辅助器具中**不是**姿势保持辅具的是
A. 平衡板　　B. 楔形垫　　C. Bobath 球
D. 坐姿矫正椅　　E. 立位促通板

69. 下列辅助器具中**不是**移动用辅助器具的是
A. 爬行架　　B. 坐姿矫正椅　　C. 轮椅
D. 手杖和拐杖　　E. 助行器

70. 以下**不是**多感官刺激适应证的是哪一项
A. 各类型脑瘫　　B. 多动症　　C. 孤独症的儿童
D. 近视　　E. 弱势

71. 多感官刺激训练应遵循以下原则，**除了**
A. 多感官的经验或学习随时随地会发生，无法被单独分离教导
B. 活动设计需结合多种感官活动
C. 环境布置需考虑新颖、活泼，不易替代为主
D. 活动设计要多样化，需结合幼儿的发展能力和需要
E. 训练过程中以提供儿童亲自探索、操作、体验为导向

72. 以下哪项**不是**多感官刺激训练的常用的方法
A. 视觉　　B. 听觉　　C. 味觉

D. 触觉　　E. 互动系统

73. 娱乐疗法的种类**不包括**下列哪一项

A. 音乐活动训练　　B. 听觉刺激　　C. 感知训练与运动训练

D. 精细动作训练　　E. 歌舞活动训练

74. 根据缺陷儿童的功能情况及认知能力制造自控开关，使儿童通过这些装置而有机会控制环境，从而明白其中的因果关系。这种方法是

A. 自制控制　　B. 听觉　　C. 味觉

D. 触觉　　E. 互动系统

75. 吸引儿童主动接触及操控各类输入装置而引发视觉、听觉、触觉、嗅觉的回馈，提高自主学习的兴趣及动机。这种方法是

A. 自制控制　　B. 听觉　　C. 味觉

D. 触觉　　E. 互动系统

76. 下列哪项是马术疗法的适应证

A. 脊椎或椎间盘发炎

B. 严重感觉缺损者

C. 听觉缺损

D. 脊椎侧弯超过 30°~45°者

E. 正在进行抗凝血治疗或易发生血栓者

【A2 型题】

77. 患儿，男，6 岁，因肌肉痉挛入住康复科治疗，此患儿可选用下列哪种疗法

A. 低频电疗法　　B. 中频电疗法　　C. 高频电疗法

D. 光疗　　E. 直流电疗法

78. 新生儿，目前已确诊高胆红素血症，需使用下列哪种物理因子治疗

A. 低频电疗法　　B. 中频电疗法　　C. 高频电疗法

D. 光疗　　E. 直流电疗法

79. 患儿，男，10 岁，左侧胫腓骨骨折 30 余天，已拆除石膏外固定。查体见左下肢肌肉稍萎缩，膝关节全关节范围活动时伴有疼痛。X 线检查示骨折愈合，骨折线基本消失。拆石膏固定前，患儿未进行运动康复，下列可选择的最佳处理方法为

A. 水中步行训练　　B. 卧床休息　　C. 地面步行训练

D. 左下肢负重训练　　E. 正常活动

80. 患儿，女，6 岁，右面部术口已拆线，伤口愈合良好。伤口处触诊可扪及条索状硬结，无压痛，皮温不高。给患儿进行磁疗的主要目的是

A. 消炎　　B. 止痛

C. 促进创面愈合　　D. 软化瘢痕、减少瘢痕形成

E. 消肿

81. 患儿，男，3 岁。面色萎黄，形体消瘦，时有口干腹胀，不思饮食，烦躁啼哭，毛发稀疏，大便如米泔，舌苔黄腻，脉细。治疗应首选

A. 下脘、足三里、四缝、商丘　　B. 上脘、三阴交、太冲、解溪

C. 下脘、中脘、上脘、合谷　　D. 下脘、上脘、四缝、足三里

E. 中脘、合谷、曲池、四缝

82. 引导员发出指令:“我躺下 1、2、3、4、5”。患儿重复并高声喊:“我躺下,1、2、3、4、5”,同时实施这一动作。这是什么方式

A. 引导式诱发　　B. 循序渐进法　　C. 节律性意向
D. 诊疗教学法　　E. 链锁法

83. 问题儿童喝水:1)右手(或左手)拿起杯子。2)把杯子送到嘴边。3)喝一口水。4)咽下水。5)把杯子放下。使用的是哪种方法

A. 链锁法　　B. 塑型法　　C. 辨别学习法
D. 渐消法　　E. 行为矫正法

【B 型题】

(84~85 题共用备选答案)

A. 和中理气、消积导滞　　B. 温经通络、行气活血　　C. 行气活血、舒筋活络
D. 活血祛瘀、消肿止痛　　E. 镇静安神、温中散寒

84. 摩法的作用是
85. 指推法的作用是

(86~87 题共用备选答案)

A. 0.35~0.5ml　　B. 0.5~2ml　　C. 3~4ml
D. 0.2~0.3ml　　E. 2ml

86. 穴位注射时,头面部的注射剂量是
87. 穴位注射时,腰臀部的注射剂量是

(88~89 题共用备选答案)

A. 伏兔、萁门　　B. 三阴交、太溪　　C. 血海、梁丘
D. 申脉、悬中　　E. 足三里、绝骨

88. 足外翻取穴为
89. 足内翻取穴为

(90~91 题共用备选答案)

A. 轻、柔、慢　　B. 持久、有力、均匀、柔和　　C. 稳、准、敏捷
D. 快、准、狠　　E. 均匀、有力、渗透

90. 理筋手法的要求是
91. 正骨手法的要求是

(92~94 题共用备选答案)

A. 诊疗教学法　　B. 循序渐进法　　C. 行为矫正法
D. 任务分析法　　E. 音乐治疗

92. 矫正或消除不合适的行为情绪问题及功能障碍,建立和发展正常的行为,这种方法是儿童教育康复中的哪种方法
93. 把问题儿童学习的目标行为作为主题,然后将它分解为一连串的小步骤动作行为,让问题儿童逐个学习小步骤的动作行为,最终完成目标行为的学习。这种方法是儿童教育康复中的哪种方法
94. 课题是秋天,可以划分为:秋天的月份、秋天的歌、秋天的天气、秋天的花朵和秋天的蔬菜与水果等若干个小单元,这种方法是儿童教育康复中的哪种方法

（95~96 题共用备选答案）

A. 不随意运动型患儿　B. 痉挛型患儿　C. 随意运动型患儿
D. 伸肌痉挛型患儿　E. 屈曲痉挛型患儿

95. 把儿童头部竖直，将内收肌痉挛的双腿分开在护理人员的身体两侧，轻度屈曲外展的抱姿适合于

96. 让儿童呈“抱球”姿势适合于

（97~98 题共用备选答案）

A. 被动性马术治疗　B. 主动性马术治疗　C. 实用性马术治疗
D. 骑马疗法　E. 运动疗法

97. 患者骑在马背上，通过专门训练的治疗师，利用马背行走时的三维运动作为器具来调整患者的身体，达到某种治疗的目的。这种方法是

98. 患者骑马时向马发出各种指令，让马做各种动作，马的各种动作通过身体反馈给患者，达到人和马的互动与交流。可以对患者的认知、思维和观念产生良好的矫正和治疗作用。这种方法是

四、简答题

1. 简述物理因子疗法的分类。
2. 简述低频电疗法的禁忌证。
3. 简述水疗法的主要具体操作。
4. 超声波疗法的适应证。
5. 常用的生物反馈疗法有哪些？
6. 简述推法、擦法、摩法、揉法区别是什么。
7. 简述穴位注射药物分类。
8. 理筋手法的适应证及禁忌证分别是什么。
9. 简述中药穴位贴敷治疗的选穴原则。
10. 根据儿科特点，按照八法原则，常用的中药内治法的内容主要有哪些。
11. 简述针刀的操作规程。
12. 举例简述任务分析法中的锁链法。
13. 简述常用儿童教育康复的方法。
14. 什么是儿童教育康复？请简述其原则。
15. 简述引导式教育的基本元素有哪些？
16. 日课设计和选择课程内容的原则是哪些？
17. 什么是引导式诱发？
18. 康复护理与管理的实施基本内容有什么？
19. 简述痉挛型患儿的抱姿。
20. 简述不随意运动型患儿的抱法。
21. 简述脑瘫儿童的坐、站训练。
22. 简述脑瘫儿童的睡眠护理。
23. 简述感知训练与运动训练的方法。
24. 简述游戏疗法治疗过程中应遵循的原则。

25. 简述游戏疗法的常用方法。

26. 简述马术治疗的适应证。

【参考答案】

一、名词解释

1. **物理因子疗法** 物理因子疗法是应用电、声、光、磁和热动力学等物理学元素联合现代科学技术治疗儿童的方法。

2. **功能性电刺激** 使用不同频率刹时出现的医用电流来刺激失神经控制的横纹肌或平滑肌，引发肌肉收缩，以获取有益的功能性运动，使肌肉产生被动的、节律性收缩。

3. **水疗法** 是指利用水的物理特性以各种方式作用于障碍儿童，促进康复的方法。

4. **超声波疗法** 超声波疗法是指利用每秒振动频率在 20kHz 以上的声波作用于人体治疗疾病的方法。

5. **光疗** 人工光源或太阳辐射用于治疗疾病被称为光疗。

6. **中医康复治疗** 是指在中医理论指导下，采用针灸、推拿、中药等措施，对先天或后天各种因素造成残疾或急慢性疾病而导致功能障碍和（或）发育落后者进行康复的疗法。

7. **推拿** 又称按摩、按跷等，是运用一定的手法技巧或借助器具在人体的穴位及经脉或某个部位上施术操作，以达到防治病残、养生保健和功能障碍康复目的的一种治疗方法。

8. **一指禅推法** 是用拇指指端、偏锋或罗纹面着力于施术部位或穴位，通过前臂的主动摆动带动腕关节有节律的摆动，从而产生轻重交替、持续不断的作用力的一种手法。

9. **针灸** 是针法和灸法的合称。针法是把毫针按一定穴位刺入患儿体内，用捻、提等手法来治疗疾病。灸法是把燃烧着的艾绒按一定穴位熏灼皮肤，利用热的刺激来治疗疾病。

10. **理筋手法** 指用手或其他部位在患儿的经络、穴位或某些特定部位进行技巧性操作，以达到治疗伤科筋伤疾病的目的。

11. **正骨手法** 是运用手法诊断治疗骨关节损伤的技术，通过特定的手法来达到正骨的一种手法。是中医骨伤科常用外治法。

12. **中药熏洗疗法** 是将“热”与“药”的效应相结合，通过辨证论治选用不同的中药结合热因子作用，使患处或熏蒸者气血调和，经络通畅，可放松筋骨，疏通经络，促进气血循环，达到康复的目的。

13. **穴位贴敷疗法** 是以中医经络学说为理论依据，把药物研成细末，用水、醋、酒、蛋清、蜂蜜、或用呈凝固状的油脂（如凡士林等）制成软膏、丸剂或饼剂，或将药末散于膏药上，再直接贴敷穴位、患处，用来治疗疾病的一种外治法。

14. **针刀疗法** 是指在精细解剖、立体解剖、动态解剖等知识的指导下，应用针刀来治疗多种疾病的方法，称为针刀疗法。

15. **教育康复** 儿童教育康复是通过特殊教育和培训促进康复。

16. **循序渐进法** 循序渐进法也称主题单元教学法，是将各种课程系列地划分为具有逻辑顺序的、小型的学习单元，然后循序渐进地教学。

17. **行为矫正法** 行为矫治是以矫正或消除不合适的行为情绪问题及功能障碍，建立和发展正常的行为。

18. **引导式教育** 引导式教育是一种集体的、游戏式的综合康复方法，是一种在较愉快而轻松的环境下利用认知、感觉交流的方式进行主动的教育学习。

19. **感觉统合训练** 是针对发育与行为问题儿童的一种教育训练方法，指将感觉器官的感觉信息组合起来，通过脑的整合作用，对身体的内外知觉做出回应。

20. **康复护理管理** 康复护理管理是为达到全面康复目标，系统地利用康复护士的潜在能力配合康复团队其他成员、设备、环境对康复对象日常生活动作及康复过程的各个环节进行导向性护理管理。

21. **痉挛型患儿的抱姿** 护理人员一手托住患儿的臀部，另一手扶住患儿的肩背部，把患儿头部竖直，与护理人员之间保持良好的视觉交流（或头放在护理人员的肩部），并侧抱在怀中，将内收肌痉挛的双腿分开在护理人员的身体两侧，轻度屈曲外展，达到缓解内收肌痉挛的目的。

22. **多感官刺激训练** 多感官刺激训练指应用各项设备及策划一系列适合儿童的活动程序，提升儿童在接收感官刺激（包括视觉、听觉、触觉、嗅觉等）及做出反应的表现，促进主动探索环境的兴趣及能力，从而培养及引发他们在日常生活技能及课程学习方面的动机、技巧及表现。

23. **娱乐疗法** 是指通过各种娱乐活动来陶冶性情，增进身心健康，促进智力及运动发育的一种治疗方法。

24. **互动系统** 吸引儿童主动接触及操控各类输入装置而引发视觉、听觉、触觉、嗅觉的回馈，提高自主学习的兴趣及动机。

25. **自制控制** 根据缺陷儿童的功能情况及认知能力制造自控开关，使儿童通过这些装置而有机会控制环境，从而明白其中的因果关系。

26. **马术治疗** 以马作为一种治疗工具使用，在物理、作业和言语治疗师的指导下，利用马的规律性运动模式及人马互动的所有活动，针对各种功能障碍和神经肌肉疾病患者的躯体、心理、认知、社会化及行为障碍进行治疗的一种康复治疗手段。

二、填空题

1. 调理气血　通经活络

2. 摆动类手法　摩擦类手法　振动类手法　挤压类手法　叩击类手法　运动关节类手法　捏脊法

3. 疏通经络　调和阴阳　扶正祛邪

4. 持久　有力　均匀　柔和

5. 手摸心会　拔伸牵引　旋转屈伸　提按端挤　摇摆触碰　挤捏分骨　折顶回旋　推拿按摩

6. 八纲辨证　脏腑辨证　气血津液辨　病因辨证

7. 汗　和　下　吐　温　清　消　补

8. 操术　拳术　械术

三、选择题

【A1 型题】

1. A　2. A　3. E　4. A　5. C　6. C　7. C　8. B　9. D　10. D

11. C	12. A	13. B	14. C	15. E	16. D	17. D	18. D	19. A	20. E
21. C	22. C	23. E	24. C	25. D	26. E	27. B	28. D	29. C	30. A
31. E	32. B	33. E	34. C	35. B	36. A	37. E	38. C	39. C	40. D
41. E	42. D	43. D	44. A	45. A	46. C	47. D	48. E	49. A	50. C
51. B	52. B	53. E	54. E	55. E	56. D	57. A	58. D	59. D	60. C
61. C	62. A	63. B	64. E	65. B	66. C	67. E	68. A	69. B	70. D
71. C	72. C	73. B	74. A	75. E	76. C				

【A2 型题】

77. A　78. D　79. A　80. D　81. A　82. C　83. A

【B 型题】

84. A	85. C	86. A	87. E	88. B	89. D	90. B	91. C	92. C	93. D
94. B	95. A	96. B	97. A	98. B					

四、简答题

1. 简述物理因子疗法的分类。

答:主要分为电疗法、水疗法、传导热疗、可见光疗法、超声波疗法、经颅磁刺激、磁疗等许多种类。物理因子疗法一般无创、无痛、无毒副作用,感觉舒适,易为儿童所接受。

2. 简述低频电疗法的禁忌证。

答:出血、严重心脏病或有心脏起搏器,生命体征不稳定,过敏性反应的电极电疗、严重或持续的过敏反应,皮肤损伤,感染、恶病质、肺结核、肺癌患者。

3. 简述水疗法的主要具体操作。

答:具体操作包括适应性训练、独立性训练、仰泳法、体位转换。

4. 超声波疗法的适应证。

答:软组织损伤、关节挛缩、腱鞘炎、瘢痕及粘连、挫伤、脱臼、骨关节病、皮下淤血、注射后硬结、神经炎、神经痛等。

5. 常用的生物反馈疗法有哪些?

答:目前常用的有肌电生物反馈、血压生物反馈、皮温生物反馈、脑电生物反馈等。

6. 简述推法、擦法、摩法、揉法区别是什么。

答:推法、擦法、摩法、揉法区别是:

(1)推法是直线单方向运动。

(2)擦法是直线来回运动。

(3)摩法是不带动皮下组织的表面环旋运动。

(4)揉法是带动皮下组织运动的表面环旋运动。

7. 简述穴位注射药物分类。

答:穴位注射药物分类

(1)中草药制剂:复方当归注射液、丹参注射液、黄芪注射液等。

(2)维生素类制剂:维生素 B_1 注射液、维生素 B_6 注射液、维生素 B_{12}注射液、甲钴胺注射液等。

(3)其他常用药物:如脑蛋白水解物、神经节苷脂、鼠神经生长因子针、辅酶、三磷腺苷等。

8. 理筋手法的适应证及禁忌证分别是什么。

答：理筋手法的适应证及禁忌证分别是：

(1)适应证：主要适用于骨伤科筋伤疾病如各类骨折、颈椎病、腰椎病、骨质增生、关节炎、风湿病、类风湿病、软组织损伤等。

(2)禁忌证：恶性肿瘤患儿，骨强度明显降低者，骨、关节化脓性感染、结核等感染性疾患，严重的软组织感染者，内伤属脏腑损伤者，凝血机制障碍或血管脆性增加者。

9. 简述中药穴位贴敷治疗的选穴原则。

答：中药穴位贴敷治疗的选穴原则是：

(1)辨证选穴

(2)循经选穴

(3)近部选穴

(4)远部选穴

(5)特点选穴

10. 根据儿科特点，按照八法原则，常用的中药内治法的内容主要有哪些。

答：根据儿科特点，按照八法原则，常用的中药内治法的内容是：

(1)疏风解表法：主要适用与外邪袭表所致的表证。

(2)止咳平喘法：主要适用于邪郁肺经，痰阻肺络所致的咳喘。

(3)镇惊开窍法：主要适用于小二惊风、癫痫等病证。

(4)利水消肿法：主要适用于水湿停聚、小编短少而水肿的患儿。

(5)健脾益气法：主要适用于脾胃虚弱、气血不足的小儿。

(6)培元补肾法：主要适用于小儿胎禀不足，肾气虚弱及肾不纳气之证。

(7)活血化瘀法：主要适用于各种血瘀之证。

11. 简述针刀的操作规程。

答：针刀的操作规程如下：

(1)常规消毒。

(2)定点：在确定病变部位和该处的解剖结构后，确定最佳的进针点，在进针点用紫药水做一记号，并常规消毒，覆盖上无菌小洞巾。

(3)定向：使刀口线和大血管、神经及肌肉纤维走向平行，将刀口压在进针点上。然后根据手术入路的要求确定针体和进针平面的角度。

(4)加压分离：在完成第二步后，右手拇、食指捏住针柄，其余3指托住针体，稍加压力但不使刺破皮肤，使进针点处形成一个长形凹陷，刀口线和重要血管神经及肌肉纤维走向平行，使神经血管就会被分离在刀刃两侧。

(5)刺入：继续加压，感到一种坚硬感时，说明刀口下皮肤已被推挤到接近骨质表面，稍一加压，穿过皮肤，根据需要施行针刀手术方法进行治疗。

(6)出针：治疗结束拔出针刀，局部无菌纱布按压3~5分钟。

12. 举例简述任务分析法中的锁链法。

答：任务分析法中的锁链法如下：

链锁法可分为整个链锁、前链锁和后链锁3种。整个链锁法，即练习从链的开端，一直到末尾，依次都必须要教完所有的步骤，并让其做完之后，再予强化。用前链锁法时，最先教连锁行为中的第一个步骤或环节；后链锁法，则是最先教最后一个环节，亦可从问题儿童最喜欢的那一个环节教起。问题儿童依照选用的链锁法，逐步学习，教师协助的程度则逐渐减少，直至患儿能自己完成整个目标行为的要求为止。

13. 简述常用儿童教育康复的方法。

答:常用儿童教育康复的方法如下:

诊疗教学法;循序渐进法;行为矫正法;任务分析法;引导式教育;感觉统合训练;音乐治疗;电脑辅助教学;其他。

14. 什么是儿童教育康复,请简述其原则。

答:儿童教育康复的定义及其原则如下:

儿童教育康复是通过特殊教育和培训促进康复。随着社会的发展,康复技术的进步,人们的传统观念逐渐发生变化,尤其是家长从仅重视医学康复,到关注教育康复,更多地强调全面康复。全面康复包括医学康复、教育康复、职业康复、社会康复。其中医学康复是全面康复的基础,而教育康复同样是一个重要环节。只有将医学康复与教育相结合,才能使其掌握基本文化知识和必备的职业技能,最终生活自理,回归社会。

15. 简述引导式教育的基本元素有哪些?

答:引导式教育的基本元素如下:

引导员;引导式教育的环境和设施;节律性意向;引导式诱发;评估和记录;日课析解习作程序;日课。

16. 日课设计和选择课程内容的原则是哪些?

答:日课设计和选择课程内容的原则如下:

(1)分组教学,以智力水平相近的为一组。

(2)以学生为本,选择教材。

(3)全面性、可接受性的原则。

(4)学习内容应以实际生活需要为准则。

(5)学习要辅助学生融入社会。

(6)娱乐性,趣味性和科学性。

(7)文化课学习参考幼儿园、中小学的教育大纲。

(8)将文化课学习与感知、认知、个人及社会适应能力和体能训练相融合,加强培养上述的基本学习能力、提升学习效果和个人能力和性格的发展。

(9)集体教学时要充分考虑到班中大多数患儿的水平,必要时要为个别学生订定学习内容。

(10)学习的目的是获得知识、技能和积极的生活态度,除了学习核心科目和选修科目外,日常生活能力训练和职业前技能培训重点进行。同时积极进行一些社会道德、性知识、社会交往等方面的教育。

17. 什么是引导式诱发。

答:引导式诱发概念如下:

引导者通过一定的科学手段引导功能障碍者产生预先设定的动作反应,并使其主动地、相对独立地完成这些动作,以获得满足个人生理及社会需要的能力称为引导式诱发。

18. 康复护理与管理的实施基本内容有什么?

答:康复护理与管理的实施基本内容如下:①对患儿做出全面正确的预后判断(不仅仅考虑行走和移动);②填写患儿存在问题的表格;③判断患儿哪些问题可以改善,哪些问题不能改善;④全面了解患儿情况,例如患儿什么时间可以治疗?患儿家长配合情况?治疗是否会影响其他活动？夜间睡眠如何？能否耐受穿戴矫形器入睡或保持特定的体位等；⑤制订康复治疗的目标、方式和优先选择的治疗项目等；⑥护理结合日常生活动作干预能促进或恢复功能；⑦所有内容经过治疗小组讨论达成一致意见。实施原则：早期发现、早期干预、综合康复。

19. 简述痉挛型患儿的抱姿。

答：痉挛型患儿的抱姿如下：护理人员一手托住患儿的臀部，另一手扶住患儿的肩背部，把患儿头部竖直，与护理人员之间保持良好的视觉交流（或头放在护理人员的肩部），并侧抱在怀中，将内收肌痉挛的双腿分开在护理人员的身体两侧，轻度屈曲外展，达到缓解内收肌痉挛的目的。

20. 简述不随意运动型患儿的抱法。

答：不随意运动型患儿的抱法如下：让患儿呈“抱球”姿势，让患儿的双手合在一起，双侧腿靠拢，关节屈曲，并尽量接近胸部，做好这一姿势后，护理者才把患儿抱在胸前，主要是控制患儿不自主的动作，使患儿保持姿势和体位的稳定性。

21. 简述脑瘫儿童的坐、站训练。

答：脑瘫儿童的坐、站训练如下：坐位练习时，护理人员坐（跪）在患儿后面，用自己胸腹部顶住患儿腰背部，保持患儿的脊柱正直，防止后凸；使患儿的髋部屈曲 90°，减轻脊柱后凸，角椅是训练患儿坐姿的器具。站立练习时，护理人员在患儿后面，用双手扶住患儿骨盆两侧，让患儿尽可能双腿直立，骨盆保持在中立位上，处于正确的静态站立姿势；在完成静态站立后，逐步在站立时头、躯干、四肢等进行随意活动，并保持相对的平衡，体验正确的站立姿势。

22. 简述脑瘫儿童的睡眠护理。

答：脑瘫儿童的睡眠护理如下：正确的睡眠体位对抑制患儿的异常姿势、促进正常姿势的发育至关重要。如脑瘫患儿由于受到紧张性颈反射的影响，头部很难摆正中位，常常是倾向一侧，易发生脊柱关节变形。痉挛型患儿宜采用侧卧，此卧位有利于降低肌张力，促进动作的对称，使痉挛肌肉张力得到改善。另外，屈曲痉挛严重的患儿，可取俯卧位睡眠；伸肌痉挛型患儿，可采用仰卧位放置在恰当的悬吊床内，保持头部中线位置。

23. 简述感知训练与运动训练的方法。

答：感知训练与运动训练的方法如下：从粗大运动到精细动作，儿童的活动几乎都需要手眼协调，各种视觉、听觉、触觉和平衡觉等方面的配合。治疗师通过给儿童提供走平衡木、跳床、爬楼梯、走迷宫、插棒、仿画、剪刻简单图样、听音乐做动作等类型的活动，使其感知与大运动和精细运动结合起来训练。

24. 简述游戏疗法治疗过程中应遵循的原则。

答：游戏疗法治疗过程中应遵循的原则如下：(1)融洽的原则；(2)接受的原则；(3)反馈的原则；(4)儿童中心原则；(5)循序渐进的原则；(6)限制的原则。

25. 简述游戏疗法的常用方法。

答：游戏疗法的常用方法如下：拍手游戏、推球游戏、追球游戏、沙包比赛、手摸五官游戏、橡皮泥游戏

26. 简述马术治疗的适应证。

答：马术治疗的适应证如下：可用于各种病因所致的神经系统障碍，通常包括各种类型的脑性瘫痪、脑血管病、脑外伤、多发性硬化、脊髓损伤、脊柱裂、小儿麻痹症、视觉缺

损、听觉缺损、骨科疾病、截肢、肢体畸形、肌肉萎缩、学习障碍、孤独症谱系障碍、多动症和各种行为问题。另外还包括其他非特异性诊断的疾病，如进行性运动功能障碍、感觉统合障碍、粗大运动功能障碍、平衡功能障碍、运动计划障碍、空间位置关系障碍、本体感觉缺乏和姿势异常等。

（庞　伟　马丙祥　龙耀斌　李秀红　欧阳辉）

第四章
高危儿早期干预与康复(0~1岁)

【学习目标】

1. **掌握** 高危儿的定义及临床表现,早期干预的定义。
2. **熟悉** 高危儿早期干预的意义及康复方式。
3. **了解** 高危儿早期干预执业人员的要求。

【习题】

一、名词解释

1. 高危儿(high risk infant)
2. 新生儿缺氧缺血性脑病(hypoxic ischemic encephalopathy,HIE)
3. 家庭支持(family support)
4. 新生儿胆红素脑病(bilirubin encephalopathy,BE)
5. 早期干预的定义

二、填空题

1. 典型的核黄疸后遗症在发生痉挛后较易诊断,包括:________、________、________、________。

2. 高危儿评定时间:一般来说________期访视一次,生后半年内每________月随诊一次;半年后每________月随诊一次;一岁后每________月随诊一次,每次随访后根据婴儿情况告知家长下次随访时间。

3. 美国儿科学会(对高危儿的认定标准)将下列围产情况列为高危儿:________;________;________;________;________;________;________;________;________。

4. 高危儿早期干预的类型:________;________;________。

三、选择题

【A1 型题】

1. 以下哪项是产生高危儿的因素
   A. 早产　　B. 颅内出血　　C. 窒息
   D. 黄疸　　E. 以上全对

2. 下列哪项围产情况**不能**列为高危儿
   A. 极低出生体重儿(小于1500g)及孕周小于34周
   B. 脑室内出血
   C. 小于胎龄儿
   D. 严重的围产期感染
   E. 脑发育不良的婴儿
3. 引起脑损伤**错误**的疾病
   A. 新生儿缺氧缺血脑病 B. 认知障碍
   C. 新生儿低血糖 D. 新生儿胆红素脑病
   E. 新生儿颅内出血
4. 新生儿出生前缺氧主要是胎儿宫内窘迫,可能与孕妇患有以下哪种疾病有关
   A. 妊娠高血压疾病 B. 前置胎盘 C. 胎盘功能不良
   D. 肺透明膜病 E. 重度溶血
5. 早产儿脑室周围-脑室内出血(PIVH)继续发展型有哪些临床特点
   A. 意识障碍 B. 呼吸抑制 C. 肢体松软
   D. 惊厥 E. 前囟紧张
6. 早产儿脑室周围白质软化(PVL),会造成小儿神经系统后遗症,以下**错误**的是
   A. 低氧血症 B. 新生儿循环异常 C. 低血糖
   D. 视听功能异常 E. 低氧血症
7. 胆红素脑病的临床表现可分为急性胆红素脑病,包括既往分类有
   A. 警告期 B. 多动症 C. 轻微脑损害
   D. 听觉或视觉神经传导受损 E. 神经中毒性脑病
8. 急性胆红素脑病第二临床表现有
   A. 轻度肌张力减低 B. 锥体外系运动障碍
   C. 眼球运动障碍 D. 牙釉质发育异常
   E. 肌张力增高
9. 康复治疗的实施有
   A. 视觉刺激 B. 盖泽尔发育量表 C. 一般评估
   D. 基因检测 E. 血或尿代谢性筛查
10. 以下哪一项是引起中枢系统感染的病原体
   A. 巨细胞病毒 B. 风疹病毒 C. 乙型脑炎病毒
   D. 梅毒螺旋体 E. 以上均是
11. 高危儿定义的时间范围
   A. 胎儿期 B. 分娩过程中 C. 新生儿期
   D. 婴儿期 E. 以上全选
12. 新生儿缺氧缺血发病的核心是
   A. 缺氧 B. 缺血 C. 贫血
   D. 溶血 E. 以上皆是
13. 新生儿缺氧缺血的轻度表现
   A. 生后24小时内症状最明显,72小时内逐渐减轻直至消失。有意识障碍

B. 生后24小时内症状最明显,72小时内逐渐减轻直至消失。无意识障碍
C. 大多数在生后48~72小时症状明显,出现嗜睡或反应迟钝,哭声弱,常有惊厥(为中度HIE典型表现)、脑水肿
D. 脑电图可见低电压,可见棘慢波、间歇抑制波
E. 脑电图呈抑制,常伴有多脏器功能衰竭

14. 引起胆红素脑病的总胆红素数值常在______以上
A. 290.3μmol/L　B. 330.4μmol/L　C. 343.3μmol/L
D. 230.4μmol/L　E. 310.3μmol/L

15. 慢性胆红素脑病即
A. 警告期　B. 痉挛期　C. 恢复期
D. 后遗症期　E. 以上均是

16. 急性胆红素脑病第二临床阶段表现为
A. 反应略低下,嗜睡,轻度肌张力减低,活动减少,吸吮弱,轻微高调哭声,若胆红素迅速降低,上诉表现是可逆的
B. 易激惹、哭声高调、拒乳、呼吸暂停、呼吸不规则、呼吸困难、嗜睡、肌张力增高。该阶段若能紧急换血,可能逆转改变
C. 肌张力增高消失,逐渐转为肌张力减低。典型的核黄疸后遗症在发生痉挛后较易诊断
D. 锥体外系运动障碍
E. 有绿色牙或棕褐色牙,门齿有弯月形缺陷

17. 丹佛发育筛选测试是世界范围内应用最广的儿童发育筛查量表,适用于
A. 2~6岁　B. 2月~6岁　C. 1~12岁
D. 1月~7岁　E. 2~12岁

18. 新生儿行为神经测定(NBNA)适用于
A. 足月新生儿,早产儿需纠正年龄　B. 婴幼儿
C. 2~6月龄　D. 早产儿
E. 2~6岁

19. 盖泽尔发育量表(Gesell Development Diagnosis)适用于
A. 2~6岁　B. 4~6岁　C. 4周~6岁
D. 1月~6岁　E. 2~12岁

20. 适用于2~30月龄的婴幼儿。是目前世界上最流行的一个婴幼儿发育量表是
A. 贝利婴儿发育量表　B. 盖泽尔发育量表
C. 52项简化法　D. 全身运动质量评估
E. NBNA评分表

四、简答题

1. 简述新生儿缺氧缺血性脑病轻、中、重度临床表现。
2. 简述高危儿的三种状态。
3. 简述早期干预的意义。
4. 简述高危儿早期康复治疗中职业人员的基本要求。
5. 简述0~1岁神经发育治疗。

【参考答案】

一、名词解释

1. **高危儿(high risk infant)** 是指在胎儿期、分娩过程中、新生儿期以及婴儿期因受到各种高危因素的影响(如早产、颅内出血、窒息、黄疸、感染等)其生长发育尤其是脑组织的发育可能发生或已经存在生长发育障碍(特别是神经心理发育障碍)潜在危险的小儿。

2. **新生儿缺氧缺血性脑病(hypoxic ischemic encephalopathy,HIE)** 是指由于围生期缺氧窒息导致的脑缺氧缺血性损害,部分小儿留有不同程度神经系统后遗症。

3. **家庭支持(family support)** 主要指建立以家庭为中心的服务、支持和尊重家庭的决定,通过多种方式为家庭提供早期干预,增强家庭的功能。

4. **新生儿胆红素脑病(bilirubin encephalopathy,BE)** 是由于严重黄疸引起,血清胆红素常在343.3μmol/L(20mg/dl)以上,早产儿黄疸不严重也可发生。

5. **早期干预的定义** 早期干预广义的讲,是针对所有孩子,狭义来讲,是针对有高危因素的孩子,为了预防和减轻高危儿伤残的发生,最大限度地减少可能造成儿童发育迟缓的因素,并提供发展、治疗的多种多样的服务支持,从而使其能力有所提高或达到正常水平。

二、填空题

1. 锥体外系运动障碍 听力异常 眼球运动障碍 牙釉质发育异常

2. 新生儿 一 二 三

3. 极低出生体重儿(小于1500g)及孕周小于34周 小于胎龄儿 围产窒息 惊厥 脑室内出血 严重的高胆红素血症 严重的围产期感染 母亲吸毒、酗酒等 特殊的遗传代谢疾病

4. 直接针对受干预婴儿(包括个别和集体训练) 通过指导家长间接对干预对象进行训练(示教、家长会等) 对婴儿直接干预和指导家长进行干预相结合

三、选择题

【A1型题】

1. E	2. E	3. B	4. A	5. D	6. D	7. A	8. E	9. A	10. E
11. E	12. A	13. B	14. C	15. D	16. B	17. B	18. A	19. C	20. A

四、简答题

1. **简述新生儿缺氧缺血性脑病轻、中、重度临床表现。**

答:根据病情不同分为轻、中、重三度,不同程度表现不同。

(1)轻度表现:生后24h内症状最明显,72h内逐渐减轻直至消失,无意识障碍、出生时有短暂的嗜睡。一般无抽搐,如出现抽搐,多为低血糖、低血钙引起。检查时肢体自主运动存在、肌张力正常,神经反射基本正常。吃奶不受影响,预后良好。脑电图正常。

(2)中度表现:大多数在生后48~72h症状明显,出现嗜睡或反应迟钝,哭声弱,常有惊厥、脑水肿。检查时缺乏自主运动、肌力减弱、神经反射减弱或消失,常有持续性踝阵挛、四肢抖

动，瞳孔缩小，心率减慢，吸吮能力差，吃奶少。一般自第3天病情逐渐恢复，如1周后仍存在神经症状则提示可能预后不良。脑电图可见低电压，可见棘慢波、间歇抑制波。中度HIE需要早期及时治疗，以改善预后。

(3)重度表现：生后即昏迷，不哭，不会吸吮，呼吸不规则或呼吸暂停伴有惊厥，且不易药物控制。肌张力极度降低，呈松软状态，自发动作完全停止，原始反射消失。脑电图呈爆发抑制，常伴有多脏器功能衰竭。重度患儿因病情危重，病死率高，存活者多有后遗症，大部分在医院接受治疗，但预后不好。

临床应对出生3天内的新生儿的神经症状进行仔细的动态观察，并给予分度。轻、中度患儿预后较好，需给予早期积极治疗和干预。

2. 简述高危儿的三种状态。

高危儿大部分属于正常儿童范畴，但高危儿存在发生发育障碍、脑损伤或相应疾病的潜在危险，高危儿有三种状态：

(1)出生时已经出现病损的高危儿　例如有明确的脑损伤病史的高危儿(窒息、颅内出血、高胆红素脑病、惊厥)或有基础疾病的婴儿。

(2)疾病征象暂未表现出来的高危儿　例如难产、早产儿、低体重儿、多胎、脑发育不良的婴儿等。

(3)存在高危因素的健康高危儿　通过医学检测没有发现病损，例如孕期高危因素等，可按照正常儿童保健方法实施保健。

3. 简述早期干预的意义。

“早期”的含义可理解为“生命的早期”或“症状出现的早期”，干预开始的年龄对干预效果具有极其重要的意义，特别是生后第一年最重要。脑的可塑性不是神经细胞的再生，而是指由于突触再生所造就的神经回路的巨大潜力。研究表明动物脑皮质中的神经细胞只占皮质容积的3%，而轴突、树突及神经胶质却占97%。大脑早期可塑性表现为可变更性和代偿性，可变更性是指某些细胞的特殊功能可以改变；代偿性是指一些神经细胞能代替邻近受损的神经细胞的功能，或通过较低级的神经中枢来代偿，但这必须发生在儿童早期。

故生后第一年为改善及避免神经系统损伤后遗症的“黄金时间”，如果能够给予足够的良性刺激，特别是针对高危儿，可促进损伤脑细胞修复，激发大脑的潜在代偿能力，从而有效的补偿高危因素所造成的脑损伤。但康复需要在疾病急性期后、生理功能稳定后开始，保证干预安全有效。且早期干预不能急功近利，需要尊重儿童早期发展的自然过程。在干预过程中还要根据个体的发育水平制定个体化的教育、训练计划，并定期评估、必要时调整训练内容。

4. 简述高危儿早期康复治疗中职业人员的基本要求。

(1)熟练掌握儿童的体格和智能发育规律：完成对小儿评估、制定干预方案，实施干预计划；

(2)制定每位小儿的早期干预目标：对干预效果进行阶段性的评估，必要时修改干预计划；

(3)协调医护及家庭对小儿的综合干预及护理：并对干预中出现的问题予以解决；

(4)熟练运用运动功能训练：婴儿抚触、婴儿被动操、推拿按摩法以及各种物理疗法等治疗方法。

5. 简述0~1岁神经发育治疗。

在生命的早期接受丰富的视、听、感、触觉可塑造最优的大脑皮层结构，加速突触形成，重组大脑功能区。对可能发生异常的高危儿采取有目的、有计划的教育活动,给予良好的育儿刺激,满足各个关键期和敏感期的生物需要。根据儿童神经发育规律,按照小儿的实际发育水平,确定训练的起点,从大运动、精细运动、语言、认识和社会能力5个方面精细训练。在训练前要进行评估、制订近远期目标,有计划有目的训练。

(肖　农)

第五章
神经发育障碍性疾病的康复

【学习目标】

1. 掌握　神经发育障碍性疾病的临床特征和治疗原则。
2. 熟悉　神经发育障碍性疾病的诊断和评估。
3. 了解　神经发育障碍性疾病的定义和病因。

【习题】

一、名词解释

1. 发育指标延迟
2. 全面性发育迟缓
3. 发育协调障碍
4. 学习障碍
5. 抽动障碍
6. 注意缺陷多动障碍
7. 智力发育障碍
8. 孤独症谱系障碍

二、填空题

1. 发育指标延迟的主要治疗方法是________。
2. 全面性发育迟缓有________个发育指标延迟、属于________性疾病。
3. 发育协调障碍常见的共患病是________、________、________、________。
4. 学习障碍的主要临床类型是________、________、________。
5. 抽动障碍的临床分型是________、________、________。
6. 注意缺陷多动障碍的三大核心症状是________、________、________。
7. 智力发育障碍的临床程度分级是________、________、________、________。
8. 孤独症谱系障碍的诊断标准是________、________、________、________。

三、选择题

【A1 型题】

1. 发育指标延迟的主要诊断条件
   A. 脑电图异常
   B. 头颅 MRI 有脑外间隙增宽
   C. 一项主要发育指标显著延迟 2 个月以上
   D. 肌张力的增高
   E. 肌张力的降低
2. 发育指标延迟最有意义的评定方法是
   A. Gesell 发育量表测试 B. 体征 C. 头颅 MRI
   D. 脑电图 E. 粗大运动功能评估
3. 发育指标延迟可选择的早期干预方法是
   A. 认知训练 B. 运动训练 C. 语言和交流训练
   D. 丰富的感觉刺激训练 E. 以上都是
4. 发育指标延迟的预后可能是
   A. 脑瘫 B. 智力发育障碍 C. 全面性发育迟缓
   D. 正常孩子 E. 以上都有可能
5. 全面性发育迟缓的主要诊断条件是
   A. 出生时有早产、HIE 等脑损伤病史 B. 头颅 MRI 有脑外间隙增宽
   C. 有 2 项或以上主要发育指标显著延迟 D. 肌张力的增高
   E. 肌张力的降低
6. 全面性发育迟缓最有意义的评定方法是
   A. Gesell 发育量表测试 B. 体征 C. 头颅 MRI
   D. 脑电图 E. 粗大运动功能评估
7. 全面性发育迟缓最主要的治疗手段是
   A. 中药熏蒸治疗 B. 生物反馈治疗 C. 超声治疗
   D. 早期干预 E. 经颅磁治疗
8. 全面性发育迟缓可选择的早期干预方法是
   A. 认知训练 B. 运动训练 C. 语言和交流训练
   D. 丰富的感觉刺激训练 E. 以上都是
9. 全面性发育迟缓的预后可发展为
   A. 脑瘫 B. 智力发育障碍 C. 发育指标延迟
   D. 正常孩子 E. 以上都有可能
10. 发育性协调障碍的主要诊断条件是
    A. 运动协调能力障碍持续显著的影响日常生活
    B. 运动协调性的获得和执行低于正常同龄儿应该获得的运动技能
    C. 障碍在发育早期出现
    D. 运动技能的缺失不能用智力发育障碍或视觉障碍解释
    E. 以上都是

11. 发育性协调障碍最有意义的评定方法是
A. 发育性协调障碍问卷(DCDQ-R)
B. 发育商检查
C. 精细动作评估
D. Peabody 运动发育量表测试
E. 粗大运动功能评估

12. 发育性协调障碍的主要治疗手段是
A. 以任务为导向的干预方法
B. 以过程为导向的干预方法
C. 药物治疗
D. 家长、学校的参与
E. 以上都是

13. 以任务为导向的干预方法是
A. 认知和日常动作技能导向训练法
B. 神经动作任务疗法
C. 运动表象训练
D. 虚拟现实训练法
E. 以上都是

14. 学习障碍 DSM-V 的诊断标准是
A. 学习和使用学习技能困难,至少持续 6 个月
B. 受累学习技能在质和量上均低于个体生理年龄所期望达到的水平
C. 学习困难始于学龄期
D. 不能用智力、视听力、其他精神或神经障碍等解释
E. 以上都是

15. 学习障碍最有意义的评定方法是
A. 学习障碍评价量表
B. 发育商检查
C. 精细动作评估
D. Peabody 运动发育量表测试
E. 粗大运动功能评估

16. 学习障碍的主要治疗手段是
A. 心理行为疗法
B. 感觉统合治疗
C. 学习方法和能力训练
D. 特殊教育训练
E. 以上都是

17. 学习障碍的主要类型是
A. 阅读障碍
B. 数学计算障碍
C. 书写表达障碍
D. 视觉组织障碍、动作协调障碍
E. 以上都是

18. 以下**不属于**注意缺陷多动障碍的核心症状是
A. 注意缺陷
B. 多动
C. 冲动
D. 喜欢独自玩耍,不与人交流
E. 自我控制能力差,活动过度

19. 注意缺陷多动障碍的起病时间大部分是在
A. 6 岁以前
B. 小学 3 年级
C. 3 岁左右
D. 小学 4 年级
E. 少年期

20. 以下**不属于**注意缺陷多动障碍的诊断标准是
A. 注意缺陷症状和多动、冲动症状
B. 12 岁前出现症状,至少持续 6 个月
C. 必须具有跨越至少两种以上场合的一致性
D. 在社交、学业或成年后职业功能上,具有负性的影响证据

E. 学前儿童语言和入学前学习技能发展缓慢

21. 主要通过表扬、赞许、奖赏等强化物使患儿良好的行为得以持续的方法属于注意缺陷多动障碍儿童康复治疗中的

A. 认知行为训练　　B. 行为矫正疗法　　C. 感觉统合训练

D. 父母和老师的培训　　E. 运动疗法

22. 下列选项错误的是

A. 物理疗法在发育早期可以应用

B. 作业治疗目的是提高儿童的精细动作和生活活动能力

C. 语言治疗必须建立在语言能力评估基础之上

D. 感觉统合训练是给患儿各方面足够的感觉刺激

E. 特殊教育是由教师、家长、治疗师等共同参与和实施

23. 关于智力测试以下说法正确的是

A. 韦克斯勒学龄前及幼儿智力量表不能用于儿童

B. 韦克斯勒学龄前及幼儿智力量表适用于3~5岁的儿童

C. 韦克斯勒学龄儿童智力量表适用于6~16岁的儿童

D. 韦克斯勒智力量表智商的均数定为80

E. 韦克斯勒智力量表标准差为10

24. 关于婴儿-初中生社会生活能力量表以下说法错误的是

A. 结果评定≤5分是极重度　　B. 适用年龄6个月~15岁　　C. 分为6年龄阶段

D. 分布在6个领域中　　E. 共有132个项目

25. 康复治疗训练原则不包括

A. 产妇的卫生教育和营养指导　　B. 家庭、学校、社会共同参与

C. 个体化治疗　　D. 全面评估、全面康复

E. 早期筛查、早期诊断、早期康复

26. 关于轻度智力发育障碍，下列选项错误的是

A. 精神病学又称愚笨　　B. 心理年龄约6~9岁　　C. 智商在50~69之间

D. 学习成绩差　　E. 能自理生活

27. 重度智力障碍临床特点不包括

A. 在理解书面语或某些概念能力方面很有限

B. 只能说单个词或短语

C. 所有的日常生活活动中都需要帮助

D. 主要出现为交流障碍和异常刻板行为

E. 需要看管和监护

28. 不属于前语言能力训练的内容

A. 学习常见名词　　B. 诱导儿童产生无意识交流

C. 引导发出一些单音节　　D. 培养交流倾向

E. 培养听觉敏锐度，使其对语音敏感

29. 下列关于孤独症谱系障碍的说法正确的是

A. 孤独症谱系障碍是一种心理疾病

B. 孤独症谱系障碍是因为母亲冷漠养育方式所造成

C. 孤独症谱系障碍是一种神经发育障碍性疾病
D. 孤独症谱系障碍是一种单基因疾病
E. 孤独症谱系障碍主要表现为智商低于普通人群

30. 孤独症的治疗的主要方法是
A. 教育干预 B. 药物治疗 C. 针灸
D. 经颅磁 E. 饮食疗法

31. 下列不属于孤独症的核心障碍是
A. 社会交往障碍 B. 沟通交流障碍 C. 狭窄兴趣
D. 睡眠障碍 E. 重复刻板行为

32. 孤独症回合式教学的基本环节包括
A. 指令-反应 B. 指令-反应-结果 C. 指令-反应-强化
D. 指令-反应-强化-停顿 E. 指令-反应-结果-停顿

33. 关于孤独症的诊断说法正确的是
A. 实验室生化检查确诊
B. 脑部的 CT 扫描结果确诊
C. 智力量表测试的结果确诊
D. 外在异常的生理特征确诊
E. 家长访谈、行为观察与孤独症相关量表测评等综合性评估确诊

34. 关于孤独症诊断工具 ADI-R 说法错误的是
A. ADI-R 适用于生理年龄大于 2 岁的儿童和成人
B. 评分标准与方法因各个项目而异
C. ADI-R 是一个标准化的半结构化访谈
D. 测评师需要经过严格的培训合格后才能获得 ADI-R 测评资格
E. 评分按 0~3 四级计分

35. 下列关于 C-PEP 量表的说法错误的是
A. 适用于 3~7 岁的沟通障碍者
B. 包括功能发育量表和病理量表两个分量表
C. 评定中需要使用大量的语言指导
D. 可以依据评估结果为患者制定个别化康复训练计划
E. C-PEP 测评前必须通过 CARS、智力测试、家长访谈及行为观察等评定

36. 抽动障碍的治疗原则是
A. 不要过度关注 B. 靶症状治疗 C. 药物治疗
D. 康复治疗 E. 以上都是

37. 抽动障碍治疗的一线药物是
A. 硫必利 舒必利 阿立哌唑 B. 可乐定贴片 C. 氟哌啶醇
D. 丙戊酸钠 E. 以上都是

38. 抽动障碍药物治疗方案是
A. 首选一线药物,疗效不佳可选二线药物,或联合治疗
B. 病情基本控制后,需继续治疗剂量至少 1~3 个月的强化治疗
C. 强化治疗阶段后病情控制良好仍需 6~12 个月的维持治疗,为治疗剂量的 1/2~2/3

D. 经过维持治疗后病情完全控制可逐渐减量停药，减量期至少 1~3 个月；总疗程 1~2 年
E. 以上都是

【A2 型题】

39. 一个 18 月龄的孩子不会喊爸爸、妈妈，听不懂简单指令，目光能对视。10 月龄会坐，15 月龄会爬，18 月龄不能独走。最可能的诊断是
A. 语言发育指标延迟　B. 运动发育指标延迟　C. 智力发育障碍
D. 全面性发育迟缓　E. 脑瘫

40. 一个 8 岁的孩子上小学二年级，语文成绩中等、数学从来考试不及格，书写速度稍慢，语言可，智商 90 分。最可能的诊断是
A. 阅读障碍　B. 数学计算障碍　C. 书写表达障碍
D. 发育性协调障碍　E. 视觉组织障碍

41. 一个 5 岁半的孩子上幼儿园大班，不会扣扣子、不会系鞋带、做操和游戏时跟不上节奏，书写缓慢，语言和智力正常。最可能的诊断是
A. 全面性发育迟缓　B. 运动发育指标延迟　C. 智力发育障碍
D. 发育性协调障碍　E. 脑瘫

42. 患儿，男，6 岁，出生时有窒息，智商≤70，社会适应能力缺陷，最可能的诊断是
A. 注意缺陷多动综合征　B. 智力发育障碍　C. 孤独症谱系障碍
D. 脑瘫　E. 发育迟缓

43. 3 岁男孩，会说 2~3 个字，不与人交流，不喜欢与同龄孩子玩，目光不与人对视，最喜欢玩车子和球类。最可能的诊断是
A. 注意缺陷多动综合征　B. 智力发育障碍　C. 孤独症谱系障碍
D. 脑瘫　E. 全面性发育迟缓

44. 患儿，男，8 岁，面部抽动和发声发作 18 个月，抽动可中止和次数减少，但反复发作。没有物质依赖和其他疾病或后遗症。最可能的诊断是
A. 注意缺陷多动综合征　B. 抽动障碍　C. 孤独症谱系障碍
D. 脑瘫　E. 发育协调障碍

45. 患儿，男，19 个月，会说 2~3 个字的句子，能听懂简单指令，喜欢与大人交流互动。相关检查已排外脊髓性肌萎缩。最可能的诊断是
A. 全面性发育迟缓　B. 智力发育障碍　C. 发育指标延迟
D. 脑瘫　E. 发育协调障碍

46. 患儿，男，9 岁，上小学三年级，上课时注意力不集中，做小动作好打扰其他小朋友，好打架，智商 90 分。最可能的诊断是
A. 注意缺陷多动综合征　B. 智力发育障碍　C. 孤独症谱系障碍
D. 脑瘫　E. 发育协调障碍

【B 型题】

（47~48 题共用备选答案）
A. CSBS 婴幼儿沟通及象征性行为发展量表（CSBS DP）
B. 儿童孤独症评定量表（CARS，克氏量表）
C. 简易婴幼儿孤独症筛查量表改良版（M-CHAT）
D. 孤独症特征早期筛查问卷（ESAT）

E. 孤独症行为量表(ABC)

47. 我国孤独症谱系障碍最常用的筛查方法是
48. 我国孤独症谱系障碍最常用的诊断方法是

(49~50 题共用备选答案)

A. Gesell 发育量表
B. 贝利婴幼儿发展量表
C. CDCC 婴幼儿智能发育量表
D. 粗大运动功能测试量表
E. Hammersmith 神经系统评估(HINE)

49. 全面性发育迟缓最常用的检查量表是
50. 脑性瘫痪最常用的运动功能评估量表是

(51~52 题共用备选答案)

A. 韦氏学龄前及幼儿智力量表
B. 联合型瑞文测验(CRT)
C. 学业成绩测验(academic achievement tests)
D. 粗大运动功能测试量表(Gross motor function measure,GMFM)
E. Conners 儿童行为问卷量表

51. 学习困难最常用的检查量表是
52. 注意缺陷多动障碍最常用的评估量表是

四、简答题

1. 简述发育指标延迟早期干预的主要方法。
2. 全面性发育迟缓的诊断标准。
3. 简述发育协调障碍的诊断标准。
4. 简述学习障碍的诊断标准。
5. 简述抽动障碍中短暂性抽动障碍和持久(慢性)运动或发声抽动障碍的诊断标准。
6. 简述注意缺陷多动障碍的三大核心症状。
7. 简述智力发育障碍的主要诊断评定方法。
8. 简述孤独症谱系障碍常用的特异性干预方法。

【参考答案】

一、名词解释

1. **发育指标延迟** 婴幼儿运动、语言或认知中有 1 项标志性的发育指标/里程碑(如坐、站、走和语言等)没有达到相应年龄段应有的水平。

2. **全面性发育迟缓** 婴幼儿运动、语言或认知中有 2 项标志性的发育指标/里程碑(如坐、站、走和语言等)没有达到相应年龄段应有的水平。

3. **发育协调障碍** 由于运动协调能力障碍和运动技能障碍导致日常生活能力和学习成

就受到影响的一组神经发育障碍性疾病。

4. 学习障碍 一组多种异源性失调综合征,表现为听、说、写、推理以及教学能力获得和使用方面的明显障碍。

5. 抽动障碍 是一种起病于儿童时期,以抽动(抽搐、眨眼、噘嘴、耸肩、摇头、不由自主出声、清喉咙和大叫等)为主要表现的神经发育障碍性疾病。

6. 注意缺陷多动障碍 发生于儿童时期主要表现为注意集中困难、注意持续时间短暂,及活动过度或冲动的一组综合征。

7. 智力发育障碍 一种起始于发育期的智力水平明显低于正常同龄儿童的水平,同时伴有社会适应能力缺陷的发育障碍性疾病。

8. 孤独症谱系障碍 一组以社会交往障碍、言语和非言语交流障碍、狭隘兴趣和刻板行为为主要特征的神经发育障碍性疾病。

二、填空题

1. 早期干预
2. 两个 神经发育障碍
3. 注意缺陷多动障碍 学习障碍 语言发育迟缓 情绪行为问题
4. 阅读障碍 数学计算障碍 书写表达障碍
5. 短暂性抽动障碍 持久(慢性)运动或发声抽动障碍 Tourette 综合征
6. 注意缺陷 多动 冲动
7. 轻度 中度 重度 极重度
8. 社会交往障碍 交流障碍 兴趣狭窄 刻板行为

三、选择题

【A1 型题】

1. C　2. A　3. E　4. E　5. C　6. A　7. D　8. E　9. E　10. E
11. A　12. E　13. E　14. E　15. A　16. E　17. E　18. D　19. A　20. E
21. B　22. D　23. C　24. C　25. A　26. B　27. D　28. A　29. C　30. A
31. D　32. E　33. E　34. A　35. C　36. E　37. A　38. E

【A2 型题】

39. D　40. B　41. D　42. B　43. C　44. B　45. C　46. A

【B 型题】

47. E　48. B　49. A　50. D　51. C　52. E

四、简答题

1. 简述发育指标延迟早期干预的主要方法。

答:发育指标延迟早期干预的主要方法:

(1)认知训练:通过多感官刺激训练,如视觉、触觉、听觉、嗅觉等不同的感官活动来输送信息,促进幼儿对知识的理解,加强其对外界的认知,丰富他们的信息量,促进脑发育和提高认知功能的提高。

(2)运动训练:早期积极的运动和干预可促进运动皮层活动,使大脑运动系统发育和细化、神经可塑性最大化、产生有效功能。

(3)语言功能与交流能力训练:包括个别训练和小组训练。通过治疗师诱发孩子的语言,及时鼓励和互动,以及小组的形式进行集体语言和交流能力的训练,发展孩子的语言和交流能力。

2. 全面性发育迟缓的诊断标准。

答:全面性发育迟缓的诊断标准:

(1)5岁以下发育早期的孩子。

(2)2个以上发育指标的延迟:有运动功能、认知功能、语言功能、交流能力、社会适应能力和日常生活能力等中有2个或2个以上指标明显落后于同龄儿童。

(3)因年龄过小而不能完成一个标准化智力功能的系统性测试,病情的严重性等级不能确切地被评估。

(4)发育量表测试有2个或以上能区分值低于人群均值2个标准差。或智力发育指数(MDI)或运动发育指数(PDI)≤69分。

3. 简述发育协调障碍的诊断标准。

答:发育协调障碍的诊断标准:

(1)运动协调性的获得和执行低于正常同龄人应该获得的运动技能:动作笨拙、缓慢、不精确;运动协调能力低于年龄和智力测试的结果。

(2)运动协调能力障碍会持续的显著的影响日常生活、学业、工作,甚至娱乐。

(3)障碍在发育早期出现。

(4)运动技能的缺失不能用智力障碍或视觉障碍解释,也不是由神经性疾病引起的运动障碍,如脑瘫、肌营养不良、脊髓性肌萎缩和退行性疾病。

4. 简述学习障碍的诊断标准。

答:学习障碍的诊断和分型:

(1)学习和使用学习技能困难,尽管已针对这些困难提供了干预,仍存在以下至少1个症状,至少持续6个月。

(2)学习技能在质和量上均低于个体生理年龄所期望达到的水平,明显影响学业、职业工作和日常生活活动。

(3)学习困难始于学龄期。

(4)学习困难并不能用智力障碍、视力或听力障碍、其他精神或神经障碍、心理社会不良因素、缺乏语言熟练性的学习辅导或不当教育解释。

5. 简述抽动障碍中短暂性抽动障碍和持久(慢性)运动或发声抽动障碍的诊断标准。

(1)短暂性抽动障碍:①出现单一或复杂运动或发声;②第一次发作至今时间不到一年;③18周岁前出现;④不是由物质依赖引起或其他疾病或后遗症);⑤从未诊断为妥瑞症。

(2)持久(慢性)运动或发声抽动障碍:①仅出现单一或复杂运动或一种发声的临床症状;②抽动可中止和次数减少,但从第一次发作至少持续一年以上;③18周岁前出现;④不是由物质依赖引起或其他疾病或后遗症;⑤从未诊断为妥瑞症、持续性(慢性)运动或发生抽动障碍。

6. 简述注意缺陷多动障碍的三大核心症状。

答:注意缺陷多动障碍的三大核心症状:

(1)注意缺陷:难以将精力集中于所需完成任务当中;无法抵御干扰因素;注意力难以保持长久;难以完成任务的组织实施;常常无法完成任务。

(2)多动:无法安静地坐在课堂里听完一堂课;常常无目的地来回走动、奔跑、跳跃;总是不停地活动与说话,少有片刻安静;总是动手动脚、课堂小动作、干扰他人。

(3)冲动:极端缺乏耐心,行为唐突,突然插话,干扰他人,难以自制。

7. 简述智力发育障碍的主要诊断评定方法。

答:智力发育障碍的主要诊断评定方法:

(1)智能测试:

1)Gesell 发育诊断量表:判断小儿神经系统的完善和功能的成熟,测试内容分为 5 个能区,结果以发育商(DQ)表示适用于 0~6 岁的儿童,

2)韦克斯勒智力量表:韦克斯勒学龄前及幼儿智力量表(WPPSI)适用于 4.5~6 岁的儿童;韦克斯勒学龄儿童智力量表(WISC-R)适用于 6~16 岁的儿童。总智商均数定为 100,标准差为 15,总智商低于 2 个标准差(≤70)考虑智力发育障碍。

(2)适应性行为量表

1)婴儿-初中生社会生活能力量表(S-M):适用年龄:6 个月~15 岁。

2)儿童适应性行为评定量表:适用于 3~12 岁小儿。主要评定儿童适应性行为发展水平。

8. 简述孤独症谱系障碍常用的特异性干预方法。

答:孤独症谱系障碍常用的特异性干预方法:

(1)应用行为分析疗法(ABA):矫正孤独症谱系障碍儿童的各类异常行为,促进其各项能力的发展。应用最广泛。

(2)结构化教学法(TEACCH):针对孤独症儿童在语言、交流及感知觉运动等方面的缺陷进行有针对性的训练。是目前孤独症谱系障碍主流课程之一。

(3)图片交换交流系统(PECS):通过教儿童学会图片这种简单易学的沟通方法,促进他们有意义地交流和交流的主动性。

(4)人际关系发展干预(RDI):运用系统的方法激发儿童产生运用社会性技能的动机,从而使儿童发展和最终建立社会化关系的能力。

(5)社交能力训练(SST):通过对视训练、面部表情训练、模仿训练、用手与人交流训练、游戏训练等训练提高孤独症谱系障碍儿童的社会交往能力。

(6)地板时光:训练者在配合儿童活动的同时,不断制造变化、惊喜和困难,引导儿童在自由愉快的时光中提高解决问题的能力和社会交往能力。

(唐久来 李 玲 吴 德)

第六章
神经系统疾病的康复

【学习目标】

1. **掌握** 神经系统疾病疾的临床特征和治疗原则。
2. **熟悉** 神经系统疾病疾的诊断和评估。
3. **了解** 神经系统疾病疾的定义和病因。

【习题】

一、名词解释

1. 癫痫
2. 癫痫综合征
3. 面神经麻痹
4. 臂丛神经损伤
5. 腓骨肌萎缩症

二、填空题

1. 癫痫的临床诊断依据是__________和__________。
2. 癫痫最新的病因分类是__________、__________、__________、__________、__________、__________。
3. 面神经麻痹最常用的无创性辅助检查是__________和__________。
4. 分娩性臂丛神经损伤分为__________、__________、__________三型。
5. 腓骨肌萎缩症临床分为__________、__________两型。

三、选择题

【A1 型题】

1. 脑瘫按运动障碍类型及瘫痪部位分几型

A. 三型　B. 四型　C. 五型　D. 六型　E. 七型

2. 下面哪个年龄**不是**按照 GMFCS 分级标准

A. 0~2 岁　B. 2~4 岁　C. 4~6 岁
D. 6~12 岁　E. 12~24 岁

3. 下面哪一项**不是**引起脑性瘫痪的围生期因素
   A. 遗传因素　B. 围生期感染　C. 早产
   D. 新生儿脑卒中　E. 胎盘功能不全
4. 脑性瘫痪的典型特征包括
   A. 运动功能障碍　B. 持续性姿势及运动模式异常
   C. 反射发育异常　D. 肌张力和肌力异常
   E. 以上都是
5. 下面哪项**不是**痉挛型四肢瘫的临床表现
   A. 姿势运动模式异常　B. 姿势运动发育异常　C. 非对称性姿势
   D. 反射发育异常　E. 肌张力肌力异常
6. 共济失调型脑瘫的临床表现包括
   A. 平衡障碍及运动笨拙　B. 震颤　C. 肌张力偏低
   D. 语言障碍　E. 以上都是
7. 诊断脑瘫的必备条件**不包括**
   A. 中枢性运动障碍持续存在　B. 运动姿势发育异常　C. 生长发育迟缓
   D. 反射发育异常　E. 肌张力及肌力异常
8. 脑性瘫痪评定原则包括
   A. 遵循循证医学的原则,强调身心全面评定
   B. 重视脑瘫患儿的能力及潜在功能的评定
   C. 正确判断原发损伤和继发障碍
   D. 评定继发障碍
   E. 以上都是
9. 肌张力增高的临床表现**不包括**下面哪项
   A. 头背屈　B. 角弓反张　C. 剪刀步态
   D. W 字姿势　E. 尖足
10. 粗大运动功能评定分为几个能区
    A. 4 个　B. 5 个　C. 6 个
    D. 7 个　E. 8 个
11. 精细运动功能评定量表适用于几岁脑瘫儿童
    A. 0~3 岁　B. 3~6 岁　C. 6~9 岁
    D. 9~12 岁　E. 12~15 岁
12. 日常生活活动能力评定包括哪几项
    A. 自理评定　B. 功能性活动评定　C. 家务评定
    D. 认知与交流评定　E. 以上都是
13. 脑性瘫痪的康复治疗原则**不包括**
    A. 早期发现异常、早期干预、早期开展教育康复
    B. 单纯以运动功能促进为主
    C. 与日常生活相结合、与游戏相结合
    D. 遵循循证医学的原则
    E. 集中式康复与社区康复相结合

14. 癫痫治疗的首选是

A. 生酮疗法　　B. 抗癫痫药物治疗　　C. 迷走神经刺激术

D. 手术治疗　　E. 以上都不是

15. 癫痫的康复治疗主要包括

A. 社会心理问题及其干预　　B. 行为干预　　C. 认知功能的康复

D. 社会功能康复　　E. 以上都是

16. 面神经麻痹非手术治疗可选择下列哪些方法

A. 药物治疗　　B. 物理治疗　　C. 按摩疗法

D. 针灸　　E. 以上都可以选择

17. 面神经炎引起面神经麻痹的药物治疗可选择下列哪些药物

A. 抗病毒药物　　B. 神经营养药物　　C. 糖皮质激素

D. B 族维生素　　E. 以上都可以选择

18. 臂丛神经损伤诊断首选的检查是

A. 脊髓造影 CT　　B. 臂丛神经核磁共振　　C. 臂丛神经 B 超

D. 肌电图检查　　E. 以上都是

19. 臂丛神经损伤手术治疗的原则是

A. 脊髓造影 CT　　B. 臂丛神经磁共振　　C. 臂丛神经 B 超

D. 肌电图检查　　E. 以上都是

20. 臂丛神经出生后多长时间内无明显功能恢复或功能仅部分恢复可进行手术治疗

A. 1 个月　　B. 2 个月　　C. 3 个月至 6 个月

D. 6 个月至 12 个月　　E. 12 个月以上

21. 腓骨肌萎缩症的确诊依据是

A. 脑脊液检查　　B. 磁共振　　C. 肌活检检查

D. 肌电图检查　　E. 以上都是

【A2 型题】

22. 患儿,女,18 个月,近 2 个月反复无热抽搐 3 次,每次抽搐时间 1~3 分钟,表现为神志不清,口吐泡沫,四肢强直,阵挛性抽搐。最可能的诊断是

A. 癫痫发作　　B. 癫痫综合征　　C. 癫痫

D. 癫痫脑病　　E. 癫痫持续状态

【B 型题】

(23~24 题共用备选答案)

A. CBZ,OXC,LTG,LEV　　B. CLB,CZP,LEV,TPM　　C. AZM,PB,PRM

D. VPA,TPM,VGB　　E. CBZ,GBP,TGB,VGB

23. 局灶性起源(部分性发作)癫痫的首选药物是

24. 全身性发作癫痫的首选药物是

四、简答题

1. 简述癫痫药物治疗的原则。
2. 简述分娩性臂丛神经损伤的非手术治疗方法。
3. 简述腓骨肌萎缩症主要康复治疗原则。

【参考答案】

一、名词解释

1. **癫痫** 癫痫是一种以具有持久性的致痫倾向为特征的脑部疾病。临床表现以反复癫痫发作为共同特征的慢性脑部疾病状态。临床出现两次(间隔至少24小时)非诱发性癫痫发作时就可确诊为癫痫。

2. **癫痫综合征** 指由一组特定的临床表现和脑电图改变组成的癫痫疾患(即脑电临床综合征)。临床上常结合发病年龄、发作类型、病因学、解剖基础、发作时间规律、诱发因素、发作严重程度和其他伴随症状,脑电图及影像学结果、既往史、家族史、对药物的反应及转归等资料,做出某种癫痫综合征的诊断。

3. **面神经麻痹** 是以面部表情肌群运动功能障碍为主要特征的一种疾病。它是一种常见病、多发病,不受年龄限制。一般症状是口眼歪斜,患者往往连最基本的抬眉、闭眼、鼓嘴等动作都无法完成。

4. **臂丛神经损伤** 是指在分娩过程中胎儿的一侧或双侧臂丛神经因受到头肩分离力的作用而发生的过度牵拉性损伤。多为不完全损伤。

5. **腓骨肌萎缩症** 是一组最常见的遗传性周围神经病。以慢性进行性腓骨肌萎缩为主要临床特征。症状和体征比较对称,多数患者有家族史。是四肢远端进行性的肌无力和萎缩伴感觉障碍。

二、填空题

1. 典型的临床表现 典型的脑电图特征
2. 遗传性 脑结构性 代谢性 免疫性 感染性 原因不明
3. 电生理检查 磁共振成像
4. 上臂型 前臂型 全臂型
5. CMTⅠ型(脱髓鞘型) CMTⅡ型(轴索型)

三、选择题

【A1型题】

1. D 2. E 3. A 4. E 5. C 6. E 7. C 8. E 9. D 10. B
11. A 12. E 13. B 14. B 15. E 16. E 17. E 18. B 19. B 20. C
21. C

【A2型题】

22. C

【B型题】

23. D 24. A

四、简答题

1. **简述癫痫药物治疗的原则。**

答:(1)确诊后尽早治疗:一般癫痫发作2次即应开始用药。

(2)合理选择抗癫痫药:应根据癫痫发作类型或癫痫综合征选用药物。

(3)尽量单药治疗:只有单药治疗确实无效时,再考虑合理的联合治疗。

(4)必要的治疗药物监测,根据药代动力学参数和临床效应调整剂量。

(5)简化服药方法:根据药物半衰期给药,分配好服药间隔。

(6)规律服药:合理换药或停药,避免自行调药、停药以及滥用药物。

(7)定期随诊:注意不良反应,给予必要的心理支持。

(8)新型抗癫痫药物的合理应用。

(9)停药后复发,可恢复原方案重新治疗,多数仍然有效。

(10)强调治疗的最终目标是使患儿拥有最佳生活质量,始终突出治疗的个体化原则。

2. 简述分娩性臂丛神经损伤的非手术治疗方法。

答:(1)一般治疗:不活动时应用绷带将患儿手不间断的吊在床架上,保持手上举姿势;经常活动患肢手指,关节功能位的维持、防止关节僵硬。

(2)药物治疗:大量的B族维生素(维生素B_1、B_6、B_{12}等)及扩张神经内微血管的药物、中药的活血理气方剂。神经生长因子(NGF)类药物在实验中有一定的促进神经再生作用。

(3)针灸按摩治疗:有利于神经震荡的消除,神经粘连的松解及关节松弛。观察时期一般在3个月左右。按摩时要特别注意不要造成再次损伤。

(4)物理疗法:用TDP照射损伤处,每日1次。

(5)作业治疗:晚期根据损伤的范围和程度即肌力和皮肤感觉情况进行作业治疗,以及使用矫形器预防或矫正畸形。

3. 简述腓骨肌萎缩症主要康复治疗原则。

答:(1)对症和支持疗法:强调支持疗法。

(2)康复训练改善肌肉功能

1)运动疗法:增强肌力为目的,重点是根据受损肌肉萎缩情况设计加强主动肌力训练。根据病损肌肉的肌力情况选取不同的训练模式,对患儿进行被动运动、助力运动、主动运动、抗阻运动等,可结合日常生活活动协同治疗。

2)物理因子治疗:包括温热疗法、生物反馈、激光疗法、水疗等。通行经络气血、疏通局部阻滞、恢复神经肌肉功能。

3)日常生活活动能力训练:根据患儿的实际情况安排日常生活活动能力训练与增强肌力训练相结合同步进行。也可借助沙袋和减重步态训练等

4)关节挛缩畸形的治疗:可应用夹板、矫形鞋和矫形器支具,维持关节功能位与稳定性,预防和矫正畸形。

(3)外科手术矫形:患儿进入青春期,可进行手术减轻弓形足及足下垂,以及根据病情进行踝关节融合术。

(李晓捷 唐久来 庞 伟 肖 农 李海峰)

第七章
创伤性及中毒性脑脊髓损伤的康复

【学习目标】

1. **掌握** 脊髓各节段损伤的分类和症状，脊髓损伤后神经源性膀胱及神经源性肠道的处理方法和植物状态的诊断标准。

2. **熟悉** 颅脑损伤患儿急性期康复治疗。

3. **了解** 常见中毒性脑损伤的原因。

【习题】

一、名词解释

1. 植物状态
2. 闭锁综合征
3. 脑机接口
4. 脊髓损伤
5. 脊髓休克
6. 脊髓损伤水平
7. 中毒性脑损伤

二、填空题

1. 颅内压增高地“三主征”是指__________、__________、__________。

2. CRS-R 量表评定内容包括__________、__________、__________、__________、__________、__________ 6 项内容。

3. 不完全性脊髓损伤根据脊髓横断面损伤的部位和临床表现的不同可分为__________、__________、__________、__________。

4. 脊髓损伤时 $L_2 \sim S_1$ 运动平面是通过__________、__________、__________、__________、__________ 5 个关键肌来确定的。

5. 脊髓损伤急性期的康复包括体位摆放，卧位时体位转换，__________，__________，__________，__________，__________。

6. 脊髓损伤的步行训练包括治疗性步行、__________、__________。

三、选择题

【A1 型题】

1. 马尾神经损伤时主要的临床症状为
   A. 双上肢麻木、无力、肌肉萎缩，腱反射减弱；下肢为痉挛性瘫痪
   B. 有清楚的感觉障碍平面，双下肢痉挛性瘫痪
   C. 呼吸困难、膈肌瘫痪、咳嗽无力、发音很低、四肢痉挛性瘫痪
   D. 感觉障碍平面在腹股沟处，双下肢呈痉挛性瘫痪或弛缓性瘫痪
   E. 双下肢大腿以下呈弛缓性瘫痪，大小便失禁
2. 下列运动平面对应的关键肌**错误**的是
   A. C_5——肱二头肌、肱肌　　B. C_6——桡侧伸腕长、短肌
   C. C_7——旋前圆肌　　D. C_8——指深屈肌
   E. T_1——小指外展肌
3. 脊髓损伤的主要临床特征
   A. 脊髓休克　　B. 运动和感觉障碍　　C. 体温控制障碍
   D. 排便功能障碍　　E. 以上都是
4. 下列感觉平面对应的关键点正确的是
   A. C_2——枕骨粗隆外侧至少 1cm（或耳后 3cm）
   B. C_6——小指近节背侧皮肤
   C. T_6——锁骨中线第 6 肋间（剑突水平）
   D. L_2——膝上股骨内髁处
   E. S2——腘窝中点
5. 脊髓损伤时痉挛评定常用哪种方法
   A. 四肢瘫功能指数（QIF）　　B. Barthel 指数　　C. Ashworth 量表（MAS）
   D. 徒手肌力检查（MMT）　　E. 感觉指数评分（SIS）
6. 脊髓损伤的急性期主要采取哪些康复方法
   A. 体位摆放　　B. 卧床时体位变换　　C. 关节被动运动
   D. 呼吸及排痰训练　　E. 以上都是
7. 脊髓损伤后出现神经源性肠道的**错误**处理方式为
   A. 定时排便，尽可能采用蹲位　　B. 按摩腹部，手指直肠刺激
   C. 增加糙米、蔬菜等膳食纤维量高的食物　　D. 增加辛辣刺激性食物促进肠道蠕动
   E. 便秘可采用润滑剂、缓泻剂与灌肠等
8. 脊髓损伤恢复期时肌力 1 级或 0 级的肌肉可进行的肌力训练的方法
   A. 功能性电刺激治疗及被动活动训练　　B. 主动运动训练
   C. 主动运动加上助力运动训练　　D. 负重和支撑训练
   E. 利用支撑架拉伸训练
9. 仅存在踝关节不稳者适合使用哪种矫形器
   A. 髋膝踝矫形器（HKAFO）　　B. 膝踝足矫形器（KAFO）　　C. 踝足矫形器（AFO）
   D. 坐姿矫正椅　　E. 以上皆可
10. 脊髓损伤的预后

A. 丧失大部分功能,即使经过康复治疗也无法独立完成日常生活活动能力
B. 运动功能和生活产生较小的影响,不会影响日常生活
C. 丧失某些功能,产生一定异常姿势与异常运动模式
D. 可通过康复训练及使用辅助器具、环境改造而获得日常生活活动能力
E. 以上都有可能

11. 导致急性感染、传染性疾病所致中毒性脑损伤的疾病有
A. 败血症、伤寒　B. 扁桃体炎、中毒性痢疾　C. 白喉、百日咳
D. 急性肾盂肾炎、猩红热　E. 以上都是

12. 评定中毒性脑损伤患儿肌力的量表有
A. 徒手肌力测试(manual muscle test,MMT)
B. 等张肌力测试(isotonic muscle test,ITMT)
C. 等长肌力测试(isometric muscle test,IMMT)
D. 等速肌力测试(isokinetic muscle test,IKMT)
E. 以上都是

13. 中毒性脑损伤治疗措施中**不属于**物理治疗的是
A. 经颅磁刺激技术　B. 石蜡疗法　C. 作业治疗
D. 运动疗法　E. 神经肌肉电刺激疗法

14. **不属于**中毒性脑损伤患儿语言训练方法的是
A. 呼吸训练　B. 发音训练　C. 词汇训练
D. 声带内收训练　E. 短句训练

15. 哪些情况提示中毒性脑损伤患儿预后不佳
A. 脑电图显示低电压　B. 脑干听觉诱发电位显示Ⅲ、Ⅴ波缺失
C. 体感诱发电位中 N20 波缺失　D. 合并多系统器官功能衰竭
E. 以上都是

16. 中毒性脑损伤急性期康复**不包括**
A. 液体疗法　B. 物理因子治疗　C. 及时、彻底地清除毒物
D. 防治惊厥　E. 高压氧治疗

17. 铅中毒性脑损伤预防**不包括**
A. 消除各种铅污染源,如无铅汽油的应用
B. 加强健康教育
C. 常食富含钙、铁、锌、硒和维生素的食品
D. 早期筛查和监测
E. 多饮水

18. 修改版昏迷恢复量表**不包括**哪些方面
A. 听觉　B. 触觉　C. 视觉
D. 言语　E. 觉醒水平

19. Gesell 婴幼儿发展量表主要用于评估诊断的方面**不包括**
A. 动作　B. 应物　C. 反射
D. 言语　E. 应人

20. 下列哪项是中毒性脑损伤急性期康复治疗的措施

A. 积极治疗原发病　B. 液体疗法　C. 控制高热
D. 防治惊厥　E. 以上都是

21. 脑外伤患者首选的辅助检查是
A. 头颅 X 线检查　B. 腰椎穿刺　C. 颅脑 CT 或 MRI 扫描
D. 脑电图　E. 脑诱发电位

22. 脑外伤患者最为突出、具有特征性的功能障碍
A. 运动障碍　B. 感觉障碍　C. 认知障碍
D. 感知障碍　E. 行为障碍

23. ADL 交流方面内容不包括
A. 打电话　B. 使用交流板　C. 书写
D. 化妆　E. 识别环境标志

24. Lovett 徒手肌力检查最适宜
A. 脑卒中患者　B. 小儿脑瘫
C. 小儿麻痹症、周围神经损伤患者　D. 帕金森病患者
E. 脑外伤后遗症患者

25. 脑脊液主要产生部位在
A. 脑表面静脉　B. 脑室脉络丛　C. 蛛网膜粒
D. 软脑膜上得小梁　E. 脑表面动脉

26. 书写中枢位于
A. 颞横回　B. 中央前回　C. 额中回后部
D. 颞上回　E. 额下回后部

27. 颅脑外伤要取得康复医疗最佳效果的时机应是
A. 出现功能障碍后　B. 疾病的慢性阶段　C. 伤病的急性期和恢复早期
D. 病前早期预防　E. 抢救生命时

28. 下列关于严重颅脑损伤预后预测描述不正确的是
A. 年幼　B. 瞳孔散大　C. GCS 评分<7 分
D. 眼偏向刺激侧　E. 呼吸衰竭

29. 关于 FIM 总分分级不正确的是
A. 126 分表示完全独立　B. 18 分表示完全依赖
C. 108~125 分表示独立　D. 90~107 分表示极轻度依赖
E. 72~89 分表示轻度依赖

30. 颅脑损伤康复过程中康复评定一般至少进行几次
A. 1 次　B. 2 次　C. 3 次
D. 4 次　E. 5 次

【A2 型题】

31. 一个 2 岁儿童车祸后出现表现为呼吸困难、膈肌瘫痪、咳嗽无力、发音很低、四肢痉挛性瘫痪。最可能的诊断是
A. 上颈段损伤　B. 下颈段损伤　C. 胸段损伤
D. 胸腰段损伤　E. 马尾神经损伤

32. 一个 8 岁的儿童高处坠伤后入院后查出 L_2 平面脊髓损伤，恢复期进行步行训练。最合适

的训练方式是

A. 佩戴骨盆托矫形器或膝踝足矫形器，借助双腋杖进行短暂的步行训练

B. 在室内行走，但步行距离不能达到900m

C. 穿戴踝足矫形器，上下楼锻炼，能连续行走900m

D. 进行上下台阶、跨越障碍、摔倒及摔倒后起立等训练

E. 平行杠内练习站立和行走，包括摆至步、摆过步和四点步

33. 一个4岁的孩子患重症肺炎，逐渐出现烦躁、嗜睡，后出现全身抽搐，脑脊液检查，除颅内压增高外，其他项目均正常，脑CT提示脑水肿。最可能的诊断是

A. 热性惊厥 B. 癫痫 C. 病毒性脑炎

D. 化脓性脑膜炎 E. 中毒性脑损伤

34. 一中年男子于田地打农药后出现头晕、头痛、疲乏、共烦躁不安，恶心、呕吐、多汗，呼出气有蒜味，查体心跳减慢和针尖样瞳孔，最可能的诊断是

A. 有机磷农药中毒性脑损伤 B. CO中毒脑损伤

C. 急性铅中毒性脑损伤 D. 传染性疾病导致中毒性脑损伤

E. 急性感染疾病导致中毒性脑损伤

35. 9岁患儿外伤后导致穿衣活动障碍，在评定中发现左肩关节前屈被动关节活动度60°，主动关节活动度45°，左肩前按压时，患者出现躲避及呼痛。该患者根据行为构成，以下哪项内容有障碍

A. 疼痛反应 B. 反射 C. 肌力

D. 粗大运动协调 E. 局部定向

36. 患者女性，15岁，因车祸致脑外伤入院神经外科进行手术治疗，病情稳定后转入康复科治疗。家属诉患儿对自己的物品丢三落四，没有别人的提示经常忘记服药，但跟患者谈论以前的学习及受伤前的事情并没有障碍。请问这位患者可能存在哪种认知障碍

A. 记忆力障碍 B. 理解障碍 C. 定向力障碍

D. 言语失用 E. 注意力障碍

【B型题】

（37~38题共用备选答案）

A. 锁骨上窝（锁骨后方）且在锁骨中线上

B. 腋窝的顶部

C. 锁骨中线第6肋间（剑突水平）

D. 锁骨中线第10肋间（脐水平）

E. 足跟外侧

37. 脊髓损伤时T_7感觉平面对应的关键点是

38. 脊髓损伤时S_2感觉平面对应的关键点是

（39~40题共用备选答案）

A. 提高过去相对无效形成通路和（或）突触效率（突触效率又取决于使用频率）

B. 外周刺激的感觉反馈可促进功能恢复和帮助环境适应和生存，只有反复学习和训练

C. 两者均是

D. 两者均否

39. 脑损伤功能训练的重要性在于

40. 完全性脊髓神经损伤功能训练是通过

（41～42 题共用备选答案）

A. 肌力 3 级以上　　B. 肌力 2 级

C. 两者均可　　D. 两者均否

41. 进行等速运动测定要有

42. 徒手肌力测试（MMT）要有

四、简答题

1. 植物状态的诊断标准有哪些？
2. 简述颅脑损伤患儿急性期康复治疗的时机？
3. 简述脊髓各节段损伤的分类和症状。
4. 试述脊髓损伤后神经源性膀胱及神经源性肠道的处理方法。
5. 常见中毒性脑损伤有哪些？
6. 中毒性脑损伤遗留的主要功能障碍有哪些？

【参考答案】

一、名词解释

1. **植物状态**　指尽管无意识，但保存自主调节功能（循环和温度等）及睡眠-觉醒周期的状态。

2. **闭锁综合征**　是一种特殊的状态，不属于意识障碍，但由于患儿四肢瘫痪、无法运动或说话，仅能凭借眼球垂直运动和眨眼与外界交流。

3. **脑机接口**　是一种大脑与外界环境进行通讯的系统，其独立于外周神经和肌肉活动，可将大脑活动直接转化为计算机命令。

4. **脊髓损伤**　是由于各种原因引起的脊髓结构和功能的损害，造成损伤平面以下的运动、感觉及自主神经功能的障碍。

5. **脊髓休克**　是指脊髓损伤后损伤平面以下立即出现肢体的弛缓性瘫痪，肌张力消失，各种感觉和反射消失及大小便失禁的一种临床现象。

6. **脊髓损伤水平**　是指保留身体双侧正常运动和感觉功能的最低的脊髓节段水平。

7. **中毒性脑损伤**　是婴幼儿期比较常见的中枢神经系统病变，指脑外各种病原微生物感染、农药以及有害金属和有害气体等所致的中枢神经系统损害为主要临床表现的一组疾病的总称。

二、填空题

1. 头痛　呕吐　视神经盘水肿
2. 听觉　视觉　运动　口部活动　交流　觉醒功能
3. 中央束综合征　半切综合征　前束综合征　后束综合征
4. 髂腰肌　股四头肌　胫前肌　足长伸肌　小腿三头肌
5. 关节被动运动　早期坐起训练　站立训练　呼吸及排痰训练　二便功能障碍的处理

6. 家庭功能性步行　社区功能性行走

三、选择题

【A1 型题】

1. E	2. C	3. E	4. A	5. C	6. E	7. D	8. A	9. C	10. E
11. E	12. E	13. C	14. D	15. E	16. B	17. E	18. B	19. C	20. E
21. C	22. C	23. D	24. C	25. B	26. C	27. C	28. D	29. C	30. C

【A2 型题】

31. A	32. B	33. E	34. A	35. C	36. A

【B 型题】

37. C	38. E	39. C	40. D	41. A	42. C

四、简答题

1. 植物状态的诊断标准有哪些?

答:植物状态的诊断标准为:

(1)认知功能丧失,无意识活动,不能执行命令;

(2)保持自主呼吸和血压;

(3)有睡眠-觉醒周期;

(4)不能理解或表达语言;

(5)能自动睁眼或在刺激下睁眼;

(6)可有无目的性眼球跟踪运动;

(7)丘脑下部及脑干功能基本保存。

2. 简述颅脑损伤患儿急性期康复治疗的时机?

答:颅脑损伤患儿急性期康复治疗的时机为一旦患儿病情(包括基础疾患、原发疾患、合并症、并发症等)稳定 48~72 小时后,颅内压持续 24 小时稳定在 2.7kPa(20mmHg)以内,即使患儿仍处于意识尚未恢复的状态,也应考虑康复介入。

3. 简述脊髓各节段损伤的分类和症状。

答:脊髓各节段损伤的分类和症状:

(1)上颈段损伤,表现为呼吸困难、膈肌瘫痪、咳嗽无力、发音很低、四肢痉挛性瘫痪。

(2)下颈段损伤,可有双上肢麻木、无力、肌肉萎缩,腱反射减弱;下肢为痉挛性瘫痪。

(3)胸段损伤,有清楚的感觉障碍平面,损伤平面以下双下肢痉挛性瘫痪。

(4)胸腰段损伤,感觉障碍平面在腹股沟处,脊髓在第 11~12 胸椎损伤,双下肢呈痉挛性瘫痪,在第 1~2 腰椎处损伤,双下肢呈弛缓性瘫痪。由于圆锥损伤膀胱及肛门括约肌失去控制,有大小便失禁。

(5)第 2 腰椎以下骨折,损伤马尾神经,多为不完全损伤,双下肢大腿以下呈弛缓性瘫痪,大小便失禁。

4. 试述脊髓损伤后神经源性膀胱及神经源性肠道的处理方法。

答:(1)小便障碍的处理:

1)神经源性膀胱:留置尿管,休克期结束后根据患儿病情即开始进行导尿管夹管训练,并逐渐增加夹管时间,以后采用间歇清洁导尿术。

2)个体化饮水计划进行排尿训练：定时按摩腹部耻骨上区，改变呼吸方式，屏息增加腹压，反复挤捏阴茎、牵拉阴毛等扳机点法，神经肌肉电刺激及磁刺激等膀胱训练法，促进尿液尽早正常排出。

3)尽早介入康复护理：尽早建立起排尿节律。

(2)神经源性肠道：定时排便，尽可能采用蹲位等肛门直肠角增大的体位排便，按摩腹部，手指直肠刺激促进直结肠反射的建立，避免刺激性食物，增加糙米、蔬菜等膳食纤维量高的食物，适量摄入亲水性食物。便秘可采用润滑剂、缓泻剂与灌肠等方法处理。

5. 常见中毒性脑损伤有哪些？

答：常见中毒性脑损伤包括：

(1)急性感染、传染性疾病导致中毒性脑损伤。

(2)亲神经毒物导致中毒性脑损伤，例如：急性铅中毒性脑损伤，慢性铅中毒性脑损伤，有机磷农药中毒性脑损伤等。

(3)窒息性毒物导致中毒性脑损伤，例如急性 CO 中毒脑损伤。

6. 中毒性脑损伤遗留的主要功能障碍有哪些？

答：中毒性脑损伤遗留的主要功能障碍主要有不同程度的视力障碍、听力障碍、失语、瘫痪、癫痫、智能减退、行为异常、性格改变及其他精神障碍。少数患儿可从昏迷转为去大脑皮质状态或植物状态。

（朱登纳）

第八章
儿童肌肉骨骼系统疾病的康复

【学习目标】

1. **掌握** 常见儿童肌肉骨骼系统疾病的定义；常见儿童肌肉骨骼系统疾病康复评定的内容和方法；常见儿童肌肉骨骼系统疾病康复治疗的原则和主要内容。

2. **熟悉** 常见儿童肌肉骨骼系统疾病的临床特点和分类。

3. **了解** 常见儿童肌肉骨骼系统疾病的预后和预防。

【习题】

一、名词解释

1. 先天性马蹄内翻足
2. 先天性多关节挛缩
3. 脊柱侧凸
4. 成骨不全
5. 幼年特发性关节炎

二、填空题

1. 运动损伤中 PRICE 的处理原则包括__________、__________、__________、__________、__________。

2. 骨损伤的康复治疗分期包括__________、__________和__________。

3. 小儿拇指扳机指的康复治疗方法包括__________、__________和__________。

4. 先天性马蹄内翻足的病因不明，可能与__________、__________、__________、__________、__________有关。

5. 特发性脊柱侧凸根据发病年龄分为__________、__________、__________和__________。

三、选择题

【A1 型题】

1. 儿童骨损伤的物理因子治疗**不包括**

A. 肌电生物反馈　　B. 光疗　　C. 温热疗法

D. 低频电疗法　　E. 高频电疗法

2. 儿童骨折愈合期康复治疗**不包括**

A. 无痛范围内的持续性关节被动活动

B. 尽量范围的持续性关节被动活动

C. 温热疗法、光疗、电疗等物理因子治疗

D. 受损部位周围肌群的等长收缩训练

E. 未制动部位进行主动肌力

3. 儿童神经损伤的早期康复治疗**不包括**

A. 患肢尽可能大范围的被动活动

B. 温热疗法等物理因子治疗

C. 患肢保持功能位

D. 神经损伤引起的肌肉无力,可使用支具稳定关节

E. 残存肌力在 2~3 级以上,在早期也可进行主动运动

4. 下列哪项是儿童和青少年特有的损伤

A. 关节软骨损伤　　B. 关节稳定结构损伤

C. 骨骺损伤　　D. 侧副韧带损伤

E. 软组织损伤

5. 儿童运动损伤的预防包括

A. 保持身体处于良好的运动状态　　B. 避免运动负荷过大

C. 运动后应进行放松活动　　D. 创造体育运动的适宜环境

E. 以上都是

6. “骨骺分离伴干骺端骨折”是骨骺损伤 Salter-Harris 分型中的哪一型

A. Ⅰ型　　B. Ⅱ型　　C. Ⅲ型

D. Ⅳ型　　E. Ⅴ型

7. 小儿拇指扳机指的康复治疗**不包括**

A. 红外线　　B. 对指训练　　C. 被动牵伸训练

D. 支具治疗　　E. 低频电疗

8. 下列有关小儿拇指扳机指的家庭康复,描述**不正确**的是

A. 可使用热敷

B. 可多进行局部搓揉

C. 可使用被动牵伸治疗

D. 应避免患儿进行拇指指间关节屈曲用力的动作

E. 建议每日牵伸

9. 下列关于先天性马蹄内翻足畸形的说法,**错误**的是

A. 是一种小儿骨关节先天性畸形　　B. 发病率与种族及性别有关

C. 临床中共分为 4 型　　D. 早诊断早治疗是本病的防治关键

E. 女婴多于男婴

10. 下列 Ponseti 法治疗先天性马蹄内翻足的说法,**错误**的是

A. 患儿学步阶段开始治疗

B. 是目前国际上公认的先天性马蹄内翻足非手术治疗方法

C. 依赖系列石膏固定
D. 治疗过程长
E. 9月龄以前治疗,效果更佳

11. 先天性马蹄内翻足的石膏护理包括
A. 避免压迫 B. 监测末梢血液循环 C. 观察石膏是否移位
D. 石膏清洁 E. 以上都是

12. 先天性多关节挛缩的运动疗法**不包括**
A. 牵引疗法 B. 肌肉牵伸技术 C. 神经松动术
D. 关节活动度训练 E. 手法松解

13. 先天性多关节挛缩的康复治疗最好在何时介入
A. 新生儿和婴儿 B. 学龄前期 C. 挛缩松解术后
D. 学龄期 E. 儿童及青少年期

14. 下列描述**不符合**特发性脊柱侧凸疾病定义和特点的是
A. Cobb 角大于或等于 10° B. 好发于儿童 C. 好发于青少年
D. 三维的脊柱畸形 E. 女性多于男性

15. 按顶椎位置分类,脊柱侧凸胸腰弯的顶椎位于
A. T_{12} B. L_1 C. $T_{12} \sim L_1$
D. $L_1 \sim L_2$ E. $T_{12} \sim L_2$

16. Risser 征为 4,表明
A. 骨化由髂前上棘向髂后上棘移动 60%
B. 骨化由髂前上棘向髂后上棘移动 75%
C. 骨化由髂前上棘向髂后上棘移动 80%
D. 骨化由髂前上棘向髂后上棘移动 85%
E. 骨化由髂前上棘移动到髂后上棘

17. 中文简体版 SRS-22 问卷内容涉及以下哪个维度
A. 功能活动和疼痛 B. 对治疗的满意程度 C. 自我形象
D. 心理健康 E. 以上都是

18. 对于 45°以上的青少年特发性脊柱侧凸,保守治疗的特定目标包括
A. 避免手术 B. 改善外观和生活质量 C. 减少残疾
D. 减轻疼痛 E. 以上都是

19. 脊柱侧凸 SEAS 法的主要内容描述**错误**的是
A. 三维方向上的主动自我矫正 B. 矫正姿势下的肌肉力量训练
C. 自我矫正姿势和运动日常模式化 D. 提高爆发力的无氧运动训练
E. 支具佩戴下的针对性训练

20. 股骨头位于髂骨翼部位时,属于几度髋关节脱位
A. Ⅰ度 B. Ⅱ度 C. Ⅲ度
D. Ⅳ度 E. Ⅴ度

21. 下列**不属于**发育性髋关节脱位新生儿期检查方法的是
A. Allis 征 B. Barlow 试验 C. Ortolani 试验
D. Trendelenburg 征 E. 髋关节屈曲外展试验

22. 双侧髋关节脱位者易出现哪种特征性步态
A. 鸭步　　B. 跨阈或垂足步态　　C. 剪刀步态
D. 醉汉步态　　E. 短腿步态
23. 下列哪一项是先天性肌性斜颈诊断与鉴别诊断的一种有效方法
A. MRI 检查　　B. X 线检查　　C. CT 检查
D. 肌肉活检　　E. 超声检查
24. 下列关于先天性肌性斜颈的喂养和摆位方式，**不恰当**的是
A. 从患侧喂养，促使患儿转头寻找母乳或奶嘴
B. 经常从患侧与患儿交流，促进其向患侧转头的动作
C. 通过婴儿床中被动的摆位，对患儿进行姿势纠正
D. 将玩具放在患侧，促进患儿将头转向患侧
E. 将玩具放在健侧，促进患儿将头转向健侧
25. 成骨不全的康复评定**不包括**
A. 骨密度评定　　B. 肺功能评定　　C. 智力发育评定
D. 日常生活活动能力的评定　　E. 听力评定
26. 成骨不全的治疗方法包括
A. 手术矫形　　B. 药物治疗　　C. 基因治疗
D. 康复治疗　　E. 以上都是
27. 下列关于成骨不全的康复治疗方法，描述**不恰当**的是
A. 对于最严重类型，应该在婴儿时期开始康复治疗
B. 应该鼓励成骨不全患儿尽可能进行锻炼以增强骨骼和肌肉力量
C. 轮椅等辅助设备常用于重型成骨不全治疗
D. 在外科手术干预前，应该持续确保患儿有肌肉力量对抗重力，举起肢体
E. 应该禁止成骨不全患儿进行锻炼以预防损伤
28. 幼年特发性关节炎可选的物理因子治疗包括
A. 水疗　　B. 蜡疗　　C. 经皮神经电刺激疗法
D. 中频电疗　　E. 以上都是
29. 幼年特发性关节炎的支具治疗益处，**不包括**
A. 增加关节的稳定性　　B. 保持和补偿关节功能
C. 调整关节力线及负荷　　D. 尽可能减小关节活动度
E. 预防、矫正由于骨关节炎引起的关节畸形
30. 幼年特发性关节炎的康复治疗方法包括
A. 物理因子治疗　　B. 运动疗法　　C. 推拿
D. 作业治疗　　E. 以上都是
31. 骨关节炎最常累及的关节是
A. 腕关节、踝关节、远端指间关节
B. 膝关节、髋关节、近端指间关节
C. 腕关节、肘关节、近端指间关节
D. 膝关节、髋关节、远端指间关节
E. 掌指关节、远端指间关节、近端指间关节

32. 骨关节炎的病因是
A. 遗传因素 B. 性激素 C. 机械因素
D. 肥胖 E. 以上均是

33. 不符合骨关节炎特点的是
A. 晨僵 B. 骨摩擦音 C. 关节肿痛
D. 发于青壮年人 E. 疼痛

34. 最常用的骨关节影像学检查技术是
A. X 线平片 B. CT C. MRI
D. 关节内造影检查 E. 彩超

35. 伴有膝关节畸形、屈伸活动明显受限的骨性关节炎最佳治疗方案是
A. 镜微创技术 B. 局部封闭之痛 C. 关节置换手术
D. 保守治疗 E. 关节融合术

【A2 型题】

36. 患儿，女，1 岁，右侧拇指指间关节呈屈曲状，主动伸直受限，其余手指活动均正常。超声检查显示右侧拇长屈肌肌腱及 A1 滑车的增厚。最可能的诊断是
A. 小儿拇指扳机指 B. 脑瘫 C. 先天性多关节挛缩
D. 拇长屈肌运动损伤 E. 以上都不是

37. 足月新生儿，男，出生时即可发现单侧足部足跖屈畸形，表现出足跖屈、外翻方向上主动和被动关节活动受限。最可能的诊断是
A. 偏瘫 B. 先天性马蹄内翻足 C. 先天性多关节挛缩
D. 单侧跟腱损伤 E. 以上都不是

38. 患者，女，17 岁，已明确诊断为特发性脊柱侧凸，全脊柱 X 光片测量 Cobb 角 18°，Risser = 5。最恰当的康复治疗方法是
A. 支具治疗 B. 脊柱侧凸特殊运动疗法
C. 手术治疗 D. 脊柱侧凸特殊运动疗法与支具治疗
E. 无需治疗

39. 患儿，男，35 天，头喜偏向左侧，两侧颜面部发育不对称，左侧胸锁乳突肌内可触及肿块，最可能的诊断是
A. 左侧先天性肌性斜颈 B. 左侧姿势性斜颈
C. 脑瘫 D. 左侧神经性斜颈
E. 右侧先天性肌性斜颈

40. 患儿，男，3 岁，每月发热至少 2 周以上，伴有关节炎，全身淋巴结的肿大，无家族史，皮肤无异常。最可能的诊断是
A. 少关节型幼年特发性关节炎 B. 多关节型幼年特发性关节炎
C. 全身型幼年特发性关节炎 D. 银屑病性幼年特发性关节炎
E. 与附着点炎症相关的关节炎

【B 型题】

（41~42 题共用备选答案）
A. 骨骺分离 B. 骨骺分离伴干骺端骨折
C. 骨骺骨折 D. 骨骺和干骺端骨折

E. 骺板挤压性损伤

41. 骨骺损伤的 Salter-Harris 分型中，Ⅰ型为
42. 骨骺损伤的 Salter-Harris 分型中，最多见的类型为

（43~45 题共用备选答案）

A. 正常　　B. 轻度　　C. 中度
D. 重度　　E. 极重度

43. 脊柱侧凸按 Cobb 角度分类，Cobb 角度 25°~34°为
44. 脊柱侧凸按 Cobb 角度分类，Cobb 角度 60°以上为
45. 脊柱侧凸按 Cobb 角度分类，Cobb 角度 9°为

四、简答题

1. 简述儿童运动损伤早期处理的 PRICE 处理原则。
2. 简述先天性多关节挛缩康复治疗的主要目标。
3. 简述脊柱侧凸 Adam's 向前弯腰试验以及 Cobb 角测量的具体方法。
4. 简述成骨不全的康复治疗的目标与原则。
5. 简述美国风湿病学会儿科关节功能评价系统的核心内容。

【参考答案】

一、名词解释

1. **先天性马蹄内翻足**　是一种常见的小儿骨关节先天性畸形，出生即可发现足部畸形，包括前足内收、后足内翻、足跖屈、高弓畸形，多为单侧，亦可见双侧。

2. **先天性多关节挛缩**　是一种由肌肉、关节囊及韧带异常纤维化引起的、以全身多个关节挛缩为特征的先天性综合征。

3. **脊柱侧凸**　指脊柱的一个或数个节段在冠状面上向侧方弯曲，通常伴有横断面上椎体旋转和矢状面上弧度改变，是一种三维脊柱畸形。

4. **成骨不全**　又称脆骨病，是一种由于结缔组织紊乱即胶原形成障碍而引起的，以骨质脆弱、蓝巩膜、进行性耳聋、关节松弛等为主要表现的先天性遗传性疾病。

5. **幼年特发性关节炎**　是一组不明原因，以慢性关节滑膜炎为主要特征，或伴有各组织、器官不同程度损害的慢性、全身性疾病。

二、填空题

1. 保护　休息　冰敷　加压　抬高
2. 骨折固定期　骨折愈合期　骨折恢复期
3. 物理因子治疗　被动牵伸训练　支具治疗
4. 遗传因素　胚胎发育过程的异常　宫内机械性因素　血管异常　神经和肌肉功能缺陷
5. 婴儿型　儿童型　青少年型　成人型

三、选择题

【A1 型题】

1. E 2. B 3. A 4. C 5. E 6. B 7. B 8. B 9. E 10. A
11. E 12. C 13. A 14. B 15. C 16. E 17. E 18. E 19. D 20. C
21. D 22. A 23. E 24. E 25. C 26. E 27. E 28. E 29. D 30. E
31. D 32. E 33. D 34. A 35. C

【A2 型题】

36. A 37. B 38. E 39. A 40. C

【B 型题】

41. A 42. B 43. C 44. E 45. A

四、简答题

1. 简述儿童运动损伤早期处理的 PRICE 处理原则。

答:(1)“P”保护(protection):使用弹性绷带、夹板或支具等固定损伤部位,避免二次损伤;

(2)“R”休息(rest):局部制动、固定以利于局部休息,避免刺激伤区及牵拉未愈合的组织;

(3)“I”冰敷(ice):在损伤后 48 小时内,局部冰敷 12~15 分钟,有镇痛、防治出血和渗出的作用;

(4)“C”加压(compression):早期用弹性绷带加压包扎;

(5)“E”抬高(elevation):抬高患部以利于局部血液和淋巴循环,减轻水肿。

2. 简述先天性多关节挛缩康复治疗的主要目标。

答:先天性多关节挛缩的主要治疗目标是优化生活质量,包括提高日常生活活动能力、社会参与能力、独立行走、独立生活的能力,须尽早开始治疗,最好从新生儿和婴儿开始,改善受累关节的活动度,增强肌肉功能以改善主动运动,矫正影响日常生活活动的固有畸形。

3. 简述脊柱侧凸 Adam's 向前弯腰试验以及 Cobb 角测量的具体方法。

答:(1)Adam's 向前弯腰试验具体方法:检查者嘱患儿站立,双足并拢,膝伸直,躯干前屈,两臂下垂,掌心相对,检查者从患儿的前、后及侧面观察背部两侧是否齐平和后凸或前凸畸形,若一侧背部隆起,则说明存在肋骨及椎体旋转畸形。

(2)Cobb 角测量具体方法:Cobb 角在全脊柱 X 光片上测量,包括三个步骤:①确定上端椎;②确定下端椎;③在上端椎椎体上缘和下端椎椎体下缘各画一横线,以此两横线为标准各作一垂直线,两条垂线的夹角即为 Cobb 角。

4. 简述成骨不全的康复治疗的目标与原则。

答:由于成骨不全患儿的个体异质性很大,在多学科综合治疗的治疗目标设立和进程监控中需格外注意因人而异,具体的干预方法取决于临床表现的严重程度。成骨不全康复治疗的主要目的在于预防和控制症状加重,增加骨量和骨质量,增强肌肉力量,改善患儿身高和运动功能,减少骨折发生,延缓畸形进展,尽可能实现独立活动。成骨不全的康复治疗原则在于早期康复干预,综合运用多种医疗手段,最大限度发挥机体的潜力,改善患儿生活质量。

5. 简述美国风湿病学会儿科关节功能评价系统的核心内容。

答:包括以下 6 个核心内容:

(1)活动性关节炎的关节数目。
(2)活动受限的关节数目。
(3)医生对患儿疾病总体状况的评分:VAS 直观类比量表。
(4)患儿或家长对目前疾病总体状况的自我评价:VAS 直观类比量表。
(5)功能性能力评价:采用健康问卷调查。
(6)实验室炎症指标:红细胞沉降率、C 反应蛋白。

(杜 青 马丙祥)

第九章
遗传性疾病的康复

【学习目标】

1. **掌握** 各种常见遗传性疾病的症状学特点、康复评定和康复治疗。
2. **熟悉** 各种遗传性疾病的定义、分类、流行病学特征、预防和预后。
3. **了解** 遗传性疾病的遗传方式、病因；常用遗传学检测技术和治疗进展。

【习题】

一、名词解释

1. 遗传性疾病
2. 染色体病
3. 脑白质病
4. 线粒体病
5. 脊髓性肌萎缩症
6. 肌营养不良

二、填空题

1. 遗传性疾病分为________、________、________、________。

2. 染色体病的共同临床表现是________、________、________、________、________。

3. 脑白质病的三种病理改变为________、________、________。

4. 肌营养不良患儿使用轮椅的目的是________、________、________、________、________。

5. 脊髓性肌萎缩的分型包括________、________、________、________、________。

6. 脊髓性肌萎缩最严重类型是________型，又称________型，起病年龄________，死亡年龄________。

7. 肌营养不良的主要亚型：________、________、________、________、________、________、________。

三、选择题

【A1 型题】

1. 单基因遗传病的下列描述中**错误**的是
   A. 是指由于一对等位基因突变引起的遗传病
   B. 属于孟德尔遗传病
   C. 属于多对微效基因的共同作用而致病
   D. 遗传方式包括常染色体显性和隐性遗传、X-链锁显性和隐性遗传、Y-连锁遗传
   E. 可以通过分子遗传学方法确诊
2. 遗传性疾病的特点包括
   A. 临床病理广泛、症状复杂多样
   B. 可以出生前发病，也可以生后任何年龄发病
   C. 少数可以采取饮食治疗、特定药物或替代治疗
   D. 可以没有家族史
   E. 以上都是
3. 关于染色体病共同特征的描述，**错误**的是
   A. 多发性先天性畸形　　B. 智力发育障碍
   C. 生长发育迟缓　　D. 特殊面容
   E. 无内分泌异常和多系统功能障碍
4. 染色体异常综合征患儿粗大运动能力训练的主要方法
   A. 姿势稳定性训练　　B. 抗重力运动训练　　C. 平衡训练
   D. 神经肌肉训练　　E. 以上都是
5. 染色体病的致病因素包括
   A. 遗传因素　　B. 放射线和电离辐射
   C. 药物、毒物或农药　　D. 孕母高龄、孕前或孕初病毒感染等
   E. 以上都是
6. 染色体病治疗目标中**错误**的是
   A. 早期治疗脏器畸形以减少并发症、降低死亡率、治愈染色体病
   B. 促进功能发育
   C. 最大程度地提高生活独立性水平和生活质量
   D. 改善社会功能
   E. 改善预后
7. PKU 的遗传方式
   A. 常染色体隐性遗传　　B. 常染色体显性遗传　　C. X 连锁隐性遗传
   D. X 连锁不完全显性遗传　　E. 线粒体遗传
8. 关于 PKU 的描述，**错误**的是
   A. PKU 诊断一旦明确，应尽早治疗
   B. 低苯丙氨酸饮食控制是治疗 PKU 最有效的方法
   C. PKU 是可饮食治疗的遗传代谢病，无需心理行为治疗
   D. 本病未治疗或治疗不规范者可造成不可逆性脑损伤

E. PKU 患儿可合并癫痫发作

9. 关于脑白质病的描述，错误的是

A. 又称脑白质营养不良
B. 是一组进展性遗传性疾病
C. 主要累及中枢神经系统白质
D. 不伴周围神经系统髓鞘受累
E. 髓鞘发育异常或弥漫性变性

10. 脑白质病协调训练的方法不包括

A. 灵活性
B. 准确性
C. 节奏性
D. 稳定性
E. 速度性

11. 关于线粒体脑肌病，以下描述不正确的是

A. 细胞呼吸链和能量代谢障碍导致的一组多系统疾病
B. 主要累及脑、眼、心脏和骨骼肌
C. Leigh 综合征脑脊液中乳酸浓度不高
D. 细胞线粒体的结构和功能异常
E. 具有遗传复杂性和表型异质性

12. 以下哪一个属于线粒体脑肌病的专用评估量表

A. NPMDS
B. Fugl-Meyer
C. Berg
D. GMFM
E. WAB

13. 以下哪一条用于鉴别脊髓性肌萎缩与肌营养不良最有价值

A. 四肢近端肌肉萎缩，对称性分布
B. 肌束震颤
C. 有家族史
D. 血 CK 升高
E. 鸭步步态

14. 关于急性婴儿型 SMA 下列描述错误的是

A. 是最严重的 SMA 亚型，95%的患儿 3 个月前发病
B. 对称性近端为主的肌无力和主动运动减少，双下肢常先受累
C. 早期腱反射减弱或消失，肌肉松弛，肌张力减低
D. 寿命从 2 岁到 20 多岁不等，主要死亡原因是呼吸道感染
E. 肌肉萎缩可累及四肢、颈、躯干及胸部肌肉，由于婴儿皮下脂肪多，故肌萎缩不易发现

15. 关于肌营养不良的下列描述哪些是不正确的

A. 肌无力和肌萎缩多为对称性
B. Duchenne 型肌营养不良是抗肌萎缩蛋白基因缺陷所致
C. Duchenne 型肌营养不良患儿心肌受累较多见
D. Becker 型肌营养不良的症状与 Duchenne 型肌营养不良相似，但病情轻微
E. 眼咽型可见特殊的肌病面容“斧头脸”

16. Duchenne 型肌营养不良症患者不包括下列哪些临床表现

A. 男性，12 岁以后发病
B. 鸭步
C. Gower 征
D. 腓肠肌假肥大
E. 翼状肩胛

17. Duchenne 型肌营养不良症患者多在 20~30 岁死于

A. 脑疝
B. 心力衰竭
C. 呼吸衰竭
D. 肾衰竭
E. 消耗性疾病

18. 关于 DMD 患儿的辅助器具的配置和使用，以下说法错误的是

A. 使用辅助器具可以帮助患儿增加移动范围
B. 使用辅助器具有利于功能位姿势保持、防止关节变形
C. 配置轮椅时应尽可能做到轻量、耐用和功能性
D. 在没有丧失行走能力之前不需要使用轮椅
E. 夜间佩戴下肢踝足矫形器有助于防止足下垂和跟腱挛缩

19. 肌营养不良的康复治疗中**不正确**的描述是
A. 通过牵伸积极预防髋和肩胛带的挛缩
B. 运动锻炼越多越好
C. 可以进行肌力和耐力训练
D. 运动治疗过程中应注意监测肌红蛋白尿、肌酸尿、CK
E. 必须合理使用辅助器具

20. 脊髓性肌萎缩的特点
A. 一种常染色体隐性遗传病　B. 病变位于脊髓前角运动神经元
C. 男女均可患病　D. 感觉和智力正常
E. 以上都是

21. Down 综合征的描述中**错误**的是
A. 又称 21-三体综合征或先天愚型
B. 染色体核型中多了一条 21 号染色体
C. 遗传学分型包括标准型、易位型和嵌合体型
D. 发病风险与孕母年龄呈反比关系
E. 主要功能障碍是智力残疾

22. 最常伴发癫痫的染色体病是
A. Down 综合征　B. 猫叫综合征　C. 威廉姆斯综合征
D. 天使综合征　E. Prader-Willi 综合征

23. 主动脉瓣狭窄最常见于哪一种染色体病
A. Down 综合征　B. 猫叫综合征　C. 威廉姆斯综合征
D. 天使综合征　E. Prader-Willi 综合征

24. 针对 SMA 患儿进行物理治疗的正确描述是
A. 鼓励移动运动和活动以维持 ROM、增加肌肉灵活性、预防挛缩
B. 训练强度以不产生疼痛或疲劳为最佳
C. 良好姿势管理可以预防脊柱变形和关节挛缩
D. Ⅰ型 SMA 的治疗原则以被动 ROM 训练为主
E. 以上都是

25. 关于Ⅱ型 SMA 的描述中**不正确**的是
A. 是最常见的类型
B. 起病年龄 3~6 个月
C. 良好姿势管理可以预防脊柱变形和关节挛缩
D. 训练强度以不产生疼痛或疲劳为度
E. 最佳治疗原则为提高躯干及四肢肌力，完善坐位平衡，坐位下独立活动

【A2 型题】

26. 一个 2 岁的男孩仅会说称谓语和单词，身材瘦小，面容特殊，性格活泼、过度友好。新生儿期心脏 B 超显示主动脉瓣狭窄。自幼身体发软，运动里程碑获得延迟，1 岁半独走、会说话，最可能的诊断是

A. Down 综合征　B. 猫叫综合征　C. 威廉姆斯综合征

D. 天使综合征　E. Prader-Willi 综合征

27. 一个 8 个月女孩独坐不稳，不会爬，不认生，哭声小，声音嘶哑，头围 42cm，圆脸、眼距宽、鼻梁低，最可能的诊断是

A. Down 综合征　B. 5p-综合征　C. 威廉姆斯综合征

D. 天使综合征　E. Prader-Willi 综合征

28. 一个 18 个月女孩可以独站、不能独走，牵单手走时需要躯干侧屈抬腿迈步，站立相膝反张。8 个月前发育正常，一直不会爬，智力正常，膝腱反射难以引出。最可能的诊断是

A. 全面性发育迟缓　B. 脑性瘫痪　C. 肌营养不良

D. 脊髓性肌萎缩　E. 线粒体病

29. 一个 10 个月男孩，发现眼球震颤和独坐不稳 20 天。病前 2 天患腹泻病，无发热史，磁共振检查显示双侧基底节对称性长 T_1、长 T_2 信号改变，血乳酸增高。最可能的诊断是

A. 病毒性脑炎　B. 先天性代谢病　C. 肝豆状核变性

D. 脊髓性肌萎缩　E. Leigh 综合征

30. 一个 18 个月男孩可以独站、不能独走，四肢肌张力增高伴不随意运动，腱反射亢进，Gesell 测试 DQ65 分。自幼发育落后，8 个月时磁共振正常。最近复查磁共振显示 T2 相白质未见髓鞘化。最可能的诊断是

A. 痉挛型脑性瘫痪　B. 混合型脑性瘫痪

C. 异染性脑白质营养不良　D. 佩酶病

E. Leigh 综合征

【B 型题】

（31~32 题共用备选答案）

A. 肩带无力　B. 早期腱反射消失　C. 眼睑下垂

D. Gower 征　E. 跟腱挛缩

31. 脊髓性肌萎缩最具有特征的体征是

32. DMD 最具有特征的体征是

（33~35 题共用备选答案）

A. 运动功能评估量表（MFM）　B. 北极星移动评价量表（NSAA）

C. NPMDS　D. 粗大运动功能测试量表（GMFM）

E. Peabody 运动发育量表

33. 脊髓性肌萎缩最常用的运动评定方法是

34. 具有行走能力的 DMD 患儿最常用的运动评定方法是

35. 线粒体脑病的专项评定方法是

四、简答题

1. 简述染色体病康复治疗的原则。

2. 简述染色体病的主要康复治疗。

3. 简述常见脑白质病的分类

4. 简述 Duchenne 肌营养不良的临床表现。

5. 简述肌营养不良患儿运动评定时可采用的专用评定量表。

6. 简述脊髓性肌萎缩呼吸治疗的原则、目标和主要方法。

【参考答案】

一、名词解释

1. **遗传性疾病** 遗传性疾病是指因生殖细胞或受精卵的遗传物质(染色体或 DNA)在数量、结构或功能上发生改变所引起的人类疾病,可以出生时即已发病,也可以在一定年龄才发病。

2. **染色体病** 又称染色体畸变综合征,是由于染色体数目或结构畸变引起的疾病,分为常染色体病和性染色体病两大类。

3. **脑白质病** 又称脑白质营养不良,是指一组主要累及中枢神经系统白质伴或不伴周围神经系统髓鞘受累的进展性遗传性疾病。其基本病理特点是中枢白质的髓鞘发育异常或弥漫性损害。临床表现为早期低张力,逐渐发展为痉挛,严重时影响咀嚼、吞咽乃至呼吸功能。

4. **线粒体病** 是指因遗传基因的缺陷导致线粒体的结构和功能异常,导致细胞呼吸链及能量代谢障碍的一组多系统疾病。以骨骼肌受累为主称线粒体肌病(mitochondrial myopathy);同时累及中枢神经系统则称为线粒体脑肌病。

5. **脊髓性肌萎缩症** 是一组因脊髓前角细胞变性导致的肌无力和肌萎缩的常染色体隐性遗传性疾病,以进行性、对称性肢体近端和躯干肌肉无力、萎缩为临床特征,最终死于呼吸衰竭和严重的肺部感染。

6. **肌营养不良** 是一组遗传性非炎症性进展性肌肉病,常表现为以近端受累为主的骨骼肌进行性无力、肌肉萎缩、假性肌肉肥大,可最终完全丧失运动功能。

二、填空题

1. 单基因遗传病 多基因遗传病 染色体病 线粒体遗传病

2. 多发性畸形 生长发育迟缓 智力障碍 皮肤纹理异常 特殊面容和(或)生殖内分泌异常

3. 异常髓鞘化 髓鞘形成低下 海绵状变性

4. 延长患儿的功能性移动 提供运动和姿势稳定性 延迟肌力丧失并防止畸形 改善患者的生活方式 提供舒适度和安全性

5. 急性婴儿型 慢性婴儿型 慢性青少年型 成人起病型 变异型

6. I 急性婴儿 0~6 个月 18~24 个月

7. Duchenne 肌营养不良 Becker 肌营养不良 面肩肱型肌营养不良 Emery-Dreifuss 型肌营养不良 肢带型肌营养不良 远端型肌营养不良 眼咽型肌营养不良

三、选择题

【A1 型题】

1. C	2. E	3. E	4. E	5. E	6. A	7. A	8. C	9. D	10. E
11. C	12. A	13. B	14. D	15. E	16. A	17. B	18. D	19. B	20. E
21. D	22. D	23. C	24. E	25. B					

【A2 型题】

26. C　27. B　28. D　29. E　30. D

【B 型题】

31. B　32. D　33. A　34. B　35. C

四、简答题

1. 简述染色体病康复治疗的原则。

答:染色体病康复治疗的原则包括:(1)伴发畸形的早期监测与及早矫治原则;(2)家庭为中心的早期干预原则;(3)遵循发育学和动态系统理论原则:应按照发育里程碑顺序进行发育促进,让患儿在动态性活动和参与中学会各种技能;(4)主动学习与寓教于乐原则;(5)医教结合综合康复原则;(6)系统监测和随访原则。

2. 简述染色体病的主要康复治疗。

答:染色体病应根据发育年龄阶段采取不同训练内容。主要康复治疗包括:①物理治疗(PT),以姿势稳定性训练、神经肌肉训练、平衡训练为主,以强化肌力、维持良好姿势、提高运动灵活性;②作业治疗(OT),治疗重点是精细动作和生活独立性方面的技巧;③语言治疗,包括前语言技巧的训练,语言理解和表达训练,呼吸和构音训练等;④认知能力训练:包括感知觉、空间知觉及时间知觉、身体形象感知、形状及颜色训练、注意力和记忆力训练等;⑤日常生活活动能力训练;⑥心理学治疗和心理支持;⑦其他合并症的治疗。

3. 简述常见脑白质病的分类。

答:脑白质病主要类型包括:①肾上腺脑白质营养不良,分为儿童脑型 ALD、肾上腺脊髓神经病(AMN)和单纯 Addison 病;②异染性脑白质营养不良,分为晚婴型、青少年型和成人型;③球形细胞脑白质营养不良,分为婴儿型和晚发型;④佩梅氏病,分经典型 PMD 和先天型 PMD;⑤白质消融性脑白质病,分 5 型。

4. 简述 Duchenne 肌营养不良的临床表现。

答:Duchenne 肌营养不良又称假性肥大性肌营养不良,是最多见 MD 类型,X-连锁隐性遗传,男性发病。学龄前或学龄期起病。部分患儿可有智力低下。早期运动里程碑正常或轻度延迟,18 个月或更晚独走。大多数患儿在 4 岁时表现症状,渐觉下肢无力,容易跌倒,上楼梯以及蹲起困难。行走时由于臀大肌和臀中肌无力引起摇摆步态(鸭步),近端髋无力导致典型 Gower 征。随着病情进展,四肢近端肌群肌萎缩,腓肠肌为主假性肌肉肥大。通常在 7~13 岁丧失行走能力,并很快出现关节挛缩和脊柱侧凸,疾病晚期,下肢、躯干、髋、肩肌肉均萎缩,膝及肘关节屈曲挛缩畸形。可因心肌受累导致心肌病、心脏扩大。晚期患者因呼吸肌受累导致进行性肺功能下降,通气障碍。死亡年龄通常 20~30 岁。

5. 简述肌营养不良患儿运动评定时可采用的专用评定量表。

答:肌营养不良患儿运动评定时常采用以下两个量表进行:

(1)北极星移动评价量表(NSAA):该量表专门用于具有步行能力的DMD患儿。共有17个项目,每项得分0~2分,其中2分为无帮助下达到标准目标,1分为在他人帮助下或改良方法后达到目标,0分为不能达到目标。将所有项目得分相加获得总分,满分为34分,分值越高表示移动能力越高。<7岁的患儿,其年龄与NSAA量表评分呈正相关,即年龄越大运动能力越强,而>7岁的患儿其年龄与NSAA量表评分呈高度负相关,即年龄越大运动能力越低,NSAA量表对于>7岁且可步行患儿具有更好的敏感性。

(2)运动功能评估量表(MFM):为神经肌肉病患儿专用量表,共分为3个维度:①维度一(D1)为站立和转移能力,含13个项目;②维度二(D2)为轴向和近端的肢体运动能力,含12个项目;③维度三(D3)为远端肢体运动能力,含7个项目。评分标准按照完成动作的程度分为0~3分,最终得分=实际得分/总分×100%。

6. 简述脊髓性肌萎缩呼吸治疗的原则、目标和主要方法。

(1)总体原则:如果患者存在睡眠呼吸障碍应行辅助通气治疗,如果患者存在咳嗽乏力应行辅助咳嗽治疗。

(2)目标:短期目标:使气体交换达到正常水平,改善睡眠质量。长期目标:力争使气体交换达到正常水平,改善睡眠质量,能够在家完成护理,减少住院及重症监护室住院,减轻疾病对家庭造成的负担。

(3)主要方法:

1)气道清理术:①咳嗽机:5次咳嗽为1组,共4组,之后吸痰;②拍背振荡痰液或机械胸部理疗:10分钟;③咳嗽机:5次咳嗽为1组,共4组,之后吸痰;④体位引流(Trendelenburg体位):在能耐受的情况下坚持15~20分钟;⑤咳嗽机:5次咳嗽为1组,共4组,之后吸痰;

2)辅助通气:有睡眠低通气的SMA患儿,应该使用夜间无创通气(non-invasiveventilation,NIV),并且可以长期应用。

(侯 梅)

第十章

其他疾病的康复

【学习目标】

1. **掌握** 各种儿童心血管系统、呼吸系统和内分泌系统常见慢性疾病的症状学特点、康复评定和康复治疗基本方法。

2. **熟悉** 各种儿童心血管系统、呼吸系统和内分泌系统常见慢性疾病的定义、分类、流行病学特征、预防和预后。

3. **了解** 各种儿童心血管系统、呼吸系统和内分泌系统常见慢性疾病的病因;常用临床检测技术和治疗进展。

【习题】

一、名词解释

1. 先天性心脏病
2. 法洛四联症
3. 极量运动试验
4. 心肺运动试验
5. 支气管哮喘
6. 隐匿性哮喘
7. 沉默肺
8. 反复呼吸道感染
9. 功能障碍评估
10. 运动处方
11. 先天性甲状腺功能减退症(congenital hypothyroidism,CH)
12. 高 TSH 血症
13. 儿童矮小症
14. 生长激素缺乏症
15. 肥胖
16. 单纯性肥胖
17. 肥胖-换氧不良综合征

二、填空题

1. 先天性心脏病左向右分流型主要包括______、______、______。
2. 亚极量运动试验的安全性较高,主要包括______、______、______、______。
3. CPET检查测量的基本指标包括______、______、______、______。
4. 支气管哮喘是一种以______和______为特征的异质性疾病。
5. 哮喘以反复发作的______、______、______、______为主要临床表现,常在夜间和(或)凌晨发作或加剧。
6. 哮喘患儿肺功能变化具有明显的特征,即______和______。
7. 哮喘治疗药物可分为______药物和______药物两大类。
8. 反复呼吸道感染是指______以内发生上下呼吸道感染的次数频繁,超出了正常范围。
9. 根据年龄、潜在的原因及部位不同,反复呼吸道感染分为______和______,后者又可分为______和______。
10. 两次感染间隔时间至少______以上。
11. 反复肺炎指1年内反复患肺炎≥______次,肺炎须由______和______证实。
12. 糖尿病患者器官功能评估的主要包括______、______、______、______。
13. 糖尿病治疗的五驾马车是______、______、______、______、______。
14. 血糖控制良好的标准是______、______、______。
15. 甲状腺激素的主要生理作用是______、______、______、______。
16. 先天性甲状腺功能减退症新生儿期的典型表现是______、______、______、______、______。
17. 导致生长激素缺乏的原因有______、______、______。
18. 3岁以下的垂体性侏儒症患儿的年生长速率是______。
19. 侏儒症患儿的体格检查除常规体格检查外,还应正确测量和记录______、______、______、______、______。
20. 2项生长激素药物激发试验GH峰值均为______。
21. 侏儒症的康复治疗包括______、______、______、______、______、______。
22. 病态性肥胖病的手术方法有______、______、______、______、______。
23. 儿童肥胖症常用的中医治疗方法有______、______、______、______。
24. 常用的肥胖评定方法有______、______、______。

三、选择题

【A1型题】

1. 先天性心血管畸形主要发生在胚胎发育的哪个阶段

A. 2~5 周　　B. 4 个月　　C. 5 个月
D. 6 个月　　E. 8~12 周

2. 关于先天性心脏病临床分型的说法正确的是
A. 左向右分流为临床最常见分型,约占先天性心脏病的 80%
B. 左向右分流主要包括房间隔缺损、室间隔缺损及艾森曼格综合征
C. 右向左分流分为肺血流量减少或增多两大类
D. 肺缺血型常见的为法洛四联症、三尖瓣闭锁、肺动静脉瘘
E. 无分流组主要为瓣膜口狭窄和肺动脉闭锁

3. 下列哪项不是先天性心脏病的临床表现
A. 生长发育落后　　B. 杵状指(趾)　　C. 缺氧发作
D. 肌无力　　E. 呼吸困难

4. 下列关于先天性心脏病的临床表现说法错误的是
A. 生长发育落后仅见于左向右分流型先天性心脏病
B. 青紫分为中央性青紫、周围性青紫及混合性青紫三类
C. 蹲踞使静脉回心血量减少,减轻心脏前负荷
D. 心源性呼吸困难主要是由于左心和(或)右心功能不全所致
E. 缺氧发作主要见于法洛四联症

5. 先天性心脏病最主要的病因
A. 宫内病毒感染　　B. 宫内细菌感染　　C. 宫内立克次体感染
D. 胎盘早期剥离　　E. 遗传因素

6. 不是左向右分流先心病的共同特征
A. 易并发肺部感染　　B. 蹲踞现象　　C. 生长发育落后
D. 胸骨左缘收缩期杂音　　E. 肺动脉瓣区第二音可增强

7. 房间隔缺损心脏杂音的说法正确的是
A. 第 1、2 肋间闻及Ⅱ~Ⅲ级粗糙全收缩期杂音
B. 第 2、3 肋间闻及Ⅱ~Ⅲ级收缩期吹风样杂音
C. 第 3、4 肋间闻及Ⅲ~Ⅳ级粗糙全收缩期杂音
D. 第 3、4 肋间闻及Ⅱ~Ⅲ级收缩期吹风样杂音
E. 第 4、5 肋间闻及Ⅲ~Ⅳ级粗糙全收缩期杂音

8. 先天性心脏病患者心脏功能评定不包括
A. 超声心动图评定　　B. 心脏负荷运动试验　　C. 心肺运动试验
D. 肺功能评定　　E. 冠状动脉阻塞评定

9. 心肺运动实验检查测量的基本指标不包括
A. 运动开始前、运动过程中以及运动后恢复期的氧耗量
B. 二氧化碳排出量和通气量
C. 肺活量
D. 峰值氧耗量
E. 二氧化碳解率

10. 下列哪项可作为最佳评价循环呼吸系统功能和传统的供氧能力

A. 运动开始前、运动过程中以及运动后恢复期的氧耗量
B. 二氧化碳排出量和通气量
C. 肺活量
D. 峰值氧耗量
E. 二氧化碳解率

11. 先心病确诊前最重要的确诊方法是
A. X 线检查 B. 心电图检查 C. 超声心动图检查
D. 心导管检查和心血管造影 E. 心脏 CT

12. 关于先心病**错误**的是
A. 适当参加体力劳动
B. 禁止接受各种预防接种
C. 已有心功能不全时应较长时间使用维持量洋地黄制剂
D. 紫绀患儿应预防脱水
E. 病情加剧,杂音有时反而减轻

13. **不属于**先心病康复运动处方的是
A. 运动类型 B. 运动强度 C. 运动时间
D. 运动频率 E. 运动目的

14. 先天性心脏病患儿各方面能力的评定**不包括**
A. 运动功能的评定 B. 智力的评定 C. 日常生活能力的评定
D. 性格的评定 E. 综合能力的评定

15. 关于先心病治疗下列说法**错误**的是
A. 对术前运动耐量正常者,应提高其术后运动极限水平
B. 进行运动治疗之前不需要评估预测患者在运动过程中发生风险的水平
C. 运动处方包括运动类型、运动强度、运动时间和运动频率
D. 合理的运动强度是保证参与心脏康复计划患者安全性及运动有效性的重要前提
E. 运动治疗过程中,要及时观察患儿的病情变化和生命体征

16. 法洛四联症喜蹲踞主要是由于蹲踞
A. 缓解漏斗部肌肉痉挛
B. 减少心脑等重要脏器的氧耗
C. 合劳累及气促缓解
D. 增大体循环阻力,减少右向左分流及回心血量
E. 增加静脉回心血量

17. 哮喘患者呼吸道症状的具体表现形式和严重程度的特点是
A. 随年龄变化 B. 随性别变化 C. 随时间变化
D. 随体重变化 E. 随饮食变化

18. 下列哪一项**不是**支气管哮喘的主要临床表现
A. 发热 B. 咳嗽 C. 喘息
D. 胸闷 E. 气促

19. 哮喘急性发作期患儿最常见异常体征为
A. 发热 B. 肺部湿啰音 C. 肺部痰鸣音

D. 心率增快　　E. 呼气相哮鸣音

20. 主要对哮喘患者未来风险进行预测的检查项目是
A. 哮喘控制测试
B. 哮喘控制问卷
C. 标准儿童哮喘生活质量评分表
D. 肺功能
E. 圣乔治呼吸问卷

21. 儿童哮喘控制测试(C-ACT),适用的年龄段为
A. 6个月~6岁　　B. 2~6岁　　C. 3~12岁
D. 4~11岁　　E. 12~18岁

22. 适合哮喘患者进行的运动是
A. 快跑　　B. 游泳　　C. 快速跳跃
D. 摔跤　　E. 以上都不是

23. 哮喘患者进行运动康复时应注意的事项是
A. 应多进行极限运动以提高机体耐受能力
B. 中、重度发病时仍可进行运动康复
C. 天气寒冷时不戴口罩,以适应冷空气刺激
D. 运动前应做一些低强度的准备活动
E. 以上都是

24. 常用于哮喘治疗的针灸治疗方法是
A. 针刺　　B. 艾灸　　C. 电针
D. 水针　　E. 以上都是

25. 下列不适用于反复呼吸道感染的检查是
A. 耳鼻咽喉科检查　　B. 病原微生物检测
C. 肺部CT和气道、血管重建显影　　D. 免疫功能测定
E. 碳13呼气试验

26. 反复呼吸道感染是指多长时间以内发生上下呼吸道感染的次数频繁,超出了正常范围
A. 1年　　B. 10月　　C. 6月
D. 3月　　E. 2月

27. 下列哪项不是反复呼吸道感染最常见异常体征
A. 发热　　B. 扁桃体充血　　C. 肺部痰鸣音
D. 心率增快　　E. 腹胀

28. 2~4岁PedsQL™4.0量表主要包括几个部分
A. 1　　B. 2　　C. 3
D. 4　　E. 5

29. 反复肺炎指1年内反复患肺炎次数为≥
A. 7　　B. 6　　C. 5
D. 2　　E. 3

30. 不常用于治疗反复呼吸道感染患儿的中医治疗是
A. 穴位敷贴法　　B. 针灸疗法　　C. 推拿法

D. 佩戴中药香袋法　　E. 拔罐法

31. 儿童反复肺炎的常见病因不包括
A. 原发性免疫缺陷病　　B. 精神发育迟滞　　C. 先天性肺实质
D. 先天性心脏畸形　　E. 反复吸入异物

32. 对儿童反复呼吸道感染的一般治疗说法不正确的是
A. 寻找病因、针对基础病处理
B. 抗感染治疗
C. 强调高度疑似病毒感染者可大量使用抗生素
D. 雾化治疗在条件允许情况下可以多次
E. 合理进行疫苗接种

33. 对儿童反复呼吸道感染的患儿中医治疗说法正确的是
A. 感染期以扶正为主　　B. 迁延期治疗以祛邪为主
C. 迁延期治疗以扶正为主　　D. 迁延期治疗以扶正去邪为主
E. 恢复期患儿可不扶正

34. 对儿童反复呼吸道感染的患儿中医推拿主要有关的脏腑
A. 肺脾肾　　B. 肝脾肾　　C. 肺脾肝
D. 肺脾心　　E. 肺肝肾

35. 对儿童反复呼吸道感染的患儿日常食物以哪些为主
A. 酸味食物　　B. 软烂食物　　C. 甜味食物
D. 苦味食物　　E. 咸味食物

36. 目前儿童及青少年糖尿病仍以哪型为主
A. 1 型糖尿病包括免疫介导性和特发性
B. 2 型糖尿病
C. 特殊类型糖尿病
D. 娠糖尿病
E. 单基因糖尿病

37. 下列哪项不是儿童糖尿病康复评定的内容
A. 代谢指标评价　　B. 起居习惯调查　　C. 饮食治疗
D. 饮食营养分析　　E. 功能障碍评估

38. 酮症酸中毒的主要临床表现是
A. 心率增快，血压增高，脉压增大
B. 高热，心率增快，呕吐、腹泻，烦躁
C. 血压增高，心力衰竭，肺水肿
D. 精神萎靡，呼吸深长，有酮味，口唇樱红，恶心、呕吐
E. 心率增快，心律失常，心力衰竭

39. 儿童 1 型糖尿病一经确诊需要如何治疗
A. 胰岛素替代治疗　　B. 饮食和运动治疗
C. 口服降糖药　　D. 口服降糖药联合胰岛素替代治疗
E. 以上均可

40. 下列哪种不是儿童和青少年糖尿病教育治疗的内容

A. 疾病知识
B. 饮食运动指导
C. 胰岛素等药物使用方法指导
D. 糖尿病自我监测
E. 医院就诊

41. 2 型糖尿病超重或肥胖的患者,下列用药首选
A. 二甲双胍
B. 格列齐特
C. 阿卡波糖
D. 罗格列酮
E. 胰岛素

42. 下列哪种**不是**儿童和青少年糖尿病运动治疗的适应证
A. 空腹血糖>16.8mmol/L
B. 无并发症的 2 型糖尿病
C. 无显著高血糖的 2 型糖尿病
D. 无酮症酸中毒的 1 型糖尿病
E. 糖耐量异常者

43. 先天性甲状腺功能减退症的主要原因是
A. 甲状腺不发育或发育不全
B. 甲状腺素合成途径中酶缺陷
C. 促甲状腺激素缺乏
D. 甲状腺或靶器官反应性低下
E. 孕妇饮食中缺碘

44. 原发性甲状腺功能减退症最早出现异常的是
A. 血 TSH
B. 血总 T_3
C. 血游离 T_3
D. 血总 T_4
E. 血游离 T_4

45. 引发原发性甲状腺功能减退症最常见的病因是
A. 希恩综合征
B. 缺碘性地方性甲状腺肿
C. 慢性淋巴性甲状腺炎
D. 先天性甲状腺发育不良
E. 甲状腺大部分切除术后

46. 下列指标中用于鉴别原发性与继发性甲状腺功能减退症的是
A. TSH
B. TT_3
C. TT_4
D. FT_4
E. FTn

47. 下列**不属于**先天性甲状腺功能减退症的典型临床表现是
A. 特殊面容和体态
B. 智能发育落后
C. 生理功能低下,精神食欲差
D. 骨龄落后,身材矮小
E. 肝脾肿大

48. 新生儿先天性甲状腺功能减低症筛查方法是
A. 血清 T_3、TSH 测定
B. TRH 刺激试验
C. 干血滤纸片测定 TSH
D. 骨龄测定
E. 放射性核素检查

49. 对先天性甲状腺功能减退症,新生儿筛查测定的项目是
A. 血清碘
B. T_3、T_4
C. TSH
D. 游离 T_3、游离 T_4
E. 游离 T_3、游离 T_4、TSH

50. 关于先天性甲状腺功能减低症的治疗,**错误**的是
A. 需甲状腺终身治疗
B. 临床症状改善,T_4、TSH 正常,此时甲状腺激素剂量可作为维持量
C. 甲状腺自小剂量开始逐渐增加剂量
D. 甲状腺治疗维持至青春期即可停药
E. 生后 2 周内开始治疗,可不遗留神经系统损害

51. **不属于**器质性原因导致的生长激素缺乏的是

A. 放射损伤　　B. 肿瘤　　C. 头部创伤
D. 浸润性疾病　　E. 肺部感染

52. 患儿身高低,皮下脂肪相对少,腹脂堆积,圆脸,前额突出,上下部量正常,小下颌,高音调声音,肢体匀称,属于
A. 肥胖症　　B. 躯体发育迟缓
C. 矮小症　　D. 继发性生长激素缺乏性侏儒症
E. 甲状腺功能低下

53. 不属于 GHD 的诊断依据
A. 身高落后于同龄、同性别正常健康儿童身高的第 3 百分位或 2 个标准差以下
B. 匀称性矮小、面容幼稚
C. 智力发育较同龄儿稍有落后
D. 血清胰岛素样生长因子 1 水平低于正常
E. 2 项生长激素药物激发试验 GH 峰值均<10μg/L

54. 3 岁至青春期前的侏儒症患儿的年生长率小于
A. 2cm/年　　B. 3cm/年　　C. 4cm/年
D. 5cm/年　　E. 6cm/年

55. 骨骼发育不全,X 线射片可见长骨均短小,骨龄幼稚,骨龄延迟一般相差大于
A. 2SD　　B. 3SD　　C. 3. 5SD
D. 2. 5SD　　E. 1. 5SD

56. 不属于常用的主观生活质量和社会适应能力评定
A. 少儿主观生活质量问卷　　B. 儿童适应行为评定量表
C. 儿童社会适应能力量表　　D. 儿童生存质量测定量表
E. Achenbach 儿童行为评定量表

57. 侏儒症患儿的治疗,应首先考虑
A. 运动治疗　　B. 充足睡眠　　C. 药物治疗
D. 饮食治疗　　E. 病因治疗

58. 对运动治疗叙述正确的是
A. 矮小患儿应进行长时间高幅度的运动
B. 参加运动,能促进生长激素的分泌
C. 有氧运动能促进新陈代谢,但不能促进生长激素的分泌
D. 运动方式可以多样,但需要具有连续性
E. 不论治疗与否,运动都会有利于长高

59. 关于生长激素的叙述不正确的是
A. 呈脉冲式分泌
B. 受下丘脑产生的生长激素释放素的调节
C. 睡眠状态下分泌明显
D. 生理功能是促进神经组织的生长
E. 是腺垂体分泌的蛋白质

60. 关于重组人生长激素替代治疗的叙述,不正确的
A. 目前采用 0. 1U/(kg · d)临睡前皮下注射一次,每周

B. 受下丘脑产生的生长激素释放素的调节
C. 睡眠状态下分泌明显
D. 生理功能是促进神经组织的生长
E. 要联合甲状腺素治疗

61. 不属于侏儒症康复治疗内容的是
A. 病因及药物治疗 B. 心理及行为治疗 C. 饮食治疗
D. 充足睡眠 E. 手术治疗

62. 儿童肥胖的发生和流行除了受遗传、环境影响外,还受到下列哪些因素影响
A. 儿童心理 B. 父母体型 C. 社会文化
D. 个人体质 E. 饮食习惯

63. 肥胖儿童患高血压的风险是正常儿童体质的几倍
A. 3.3 B. 4.1 C. 5.2
D. 2.8 E. 3.9

64. 儿童期至成年期持续肥胖的人群更易患什么疾病
A. 高血压 B. 高血脂 C. 代谢性疾病
D. 糖尿病 E. 脑血栓

65. 单纯性肥胖发病年龄高峰是
A. 2 岁内 B. 5 岁内 C. 4~7 岁
D. 5~6 岁 E. 8~12 岁

66. 不属于严重肥胖者脂肪过度堆积限制胸廓和膈肌活动后会出现的症状
A. 低氧血症 B. 心脏扩大 C. 充血性心力衰竭
D. 呼吸变慢 E. 红细胞增多

67. 不会引起继发性肥胖的是
A. 皮质醇增多症 B. 多囊卵巢综合征 C. 甲状腺功能低下
D. 劳-蒙-毕综合征 E. 甲状腺功能亢进

68. 不符合肥胖儿童特征
A. 膝外翻 B. 扁平足 C. 智力发育正常
D. 性发育落后 E. 骨龄超前

69. 不属于单纯性肥胖症常见的检查是
A. 高胰岛素血症 B. 甲状腺功能低下 C. 脂肪肝
D. 血生长激素水平增高 E. 血清白蛋白增高

70. 身高标准体重法是评价哪个年龄阶段儿童的最好指标
A. 10 岁之前 B. 青春期后 C. 学龄后儿童
D. 12 岁之前 E. 18 岁之前

71. 身高标准体重法认定的中度肥胖范围是
A. 20%~29% B. 20%~40% C. 25%~50%
D. 30%~49% E. 30%~39%

【A2 型题】

72. 室间隔缺损患儿,胸骨左缘 3~4 肋间闻及 2~3/6 级粗糙全收缩期吹风样杂音,心尖区闻及短暂的舒张期杂音。首先考虑诊断

A. 分流量较大的室间隔缺损　B. 合并二尖瓣狭窄　C. 动脉导管未闭
D. 合并房间隔缺损　E. 合并肺动脉高压

73. 5岁患儿,发现心脏杂音4年,平时易感冒,活动后嘴唇发绀,心前区隆起,胸骨左缘3~4肋间可闻及3/6级全收缩期吹风样杂音,向周围广泛传导,P2亢进,可扪及震颤,心电图示双室肥厚,最可能的诊断是
A. 房间隔缺损　B. 法洛四联症　C. 动脉导管未闭
D. 室间隔缺损　E. 风湿性心脏病二尖瓣关闭不全

74. 4岁男孩,无发绀,胸骨左缘2~4肋间闻及2/6级收缩期喷射音,P2亢进呈固定分裂,胸骨左缘下可闻及舒张期杂音,未扪及震颤,心电图示P-R间期延长。诊断考虑
A. 房间隔缺损　B. 室间隔缺损　C. 动脉导管未闭
D. 法洛四联症　E. 生理性杂音

75. 6岁患儿,生后3个月发现心脏杂音。曾患4次肺炎。LSB3~4闻及4/6级全收缩期杂音,心尖区有短促的舒张期杂音。右心导管检查:导管很容易从右房进入左房,右室血氧高于右房。可能的诊断是
A. 房间隔缺损　B. 风湿性二尖瓣狭窄　C. 动脉导管未闭
D. 室间隔缺损　E. 法洛四联症

76. 2岁患儿,发现心脏杂音1年余。生长发育较差,无明显气促、发绀。LSB3~4闻及3/6级收缩期杂音,要鉴别该患儿的心脏病是左向右分流型还是右向左分流型,既简单又经济的检查是
A. 心血管造影　B. 心脏彩超　C. 心脏X线照片
D. 心导管检查　E. 心电图

77. 7个月男孩,体格检查发现胸骨左缘第2肋间有3/6级收缩期杂音,P2亢进,胸部X线示左室、左房大,该患儿最可能的诊断是
A. 肺动脉狭窄　B. 室间隔缺损　C. 房间隔缺损
D. 动脉导管未闭　E. 法洛四联症

78. 患儿男,7岁。从小体弱、易累、消瘦、易患感冒,曾患过3次肺炎。查体:胸骨左缘第2肋间可闻及粗糙的连续性机械样杂音,有毛细血管搏动及股动脉枪击音。该患儿可能是
A. 室间隔缺损　B. 动脉导管未闭　C. 房间隔缺损
D. 法洛四联症　E. 肺动脉狭窄

79. 患儿男,4岁。自幼青紫,生长发育落后,杵状指(趾),喜蹲踞,诊断为法洛四联症。20分钟前,在剧烈活动后突然发生昏厥,可能为
A. 癫痫　B. 重度贫血　C. 缺氧发作
D. 呼吸衰竭　E. 心力衰竭

80. 患儿2岁,生后3个月出现发绀、哭闹,活动后发绀加重,该患儿生长发育落后,有杵状指,胸骨左缘第2肋间有连续性杂音,该患儿可能的诊断为
A. 室间隔缺损　B. 房间隔缺损　C. 动脉导管未闭
D. 肺动脉狭窄　E. 法洛四联症

81. 患儿,男性,4岁,反复咳嗽、喘息、气促发作,多于清晨及运动后发作,发作时呼气相延长,双肺满布哮鸣音。辅助检查:血常规:白细胞计数9×10^9/L;中性粒细胞百分比40.2%;淋巴细胞百分比51.4%;嗜酸性粒细胞百分比8%:应用支气管舒张剂可缓解症状,其最可能

的诊断是

A. 支气管肺炎　　B. 支气管哮喘　　C. 急性支气管炎
D. 隐匿性哮喘　　E. 喘息性支气管炎

82. 患儿,男性,4 岁,1 年内反复咳嗽、喘息、气促发作 2 次,上呼吸道感染反复发作 5 次,其最可能的诊断是

A. 支气管肺炎　　B. 反复呼吸道感染　　C. 急性支气管炎
D. 上呼吸道感染　　E. 喘息性支气管炎

83. 男性,16 岁。“三多一少”症状 1 月。血糖 16.7mmol/L,尿糖阳性、尿酮阴性。治疗首先选择

A. 磺脲类　　B. 双胍类　　C. 噻唑烷二酮
D. 葡萄糖苷酶抑制剂　　E. 胰岛素

84. 男性糖尿病患者,22 岁,肥胖体型,空腹血糖 7.8mmol/L,治疗时首先考虑

A. 饮食控制　　B. 磺脲类药物　　C. 双胍类药物
D. 胰岛素　　E. 中药

85. 1 岁男婴,腹胀,便秘,反应低下,少哭多睡 11 个月来诊。体检:36.2℃,四肢稍凉,皮肤粗糙,毛发枯黄稀疏,心率 68 次/分,心音低钝,眼距宽,唇厚舌大,身长 70cm,表情呆滞,哭声嘶哑,有脐疝,最可能的诊断是

A. 软骨发育不全　　B. 黏多糖病　　C. 苯丙酮尿症
D. 先天性甲状腺功能减低症　　E. 染色体病

86. 4 岁女孩,面容特殊,眼距宽,鼻梁平,舌厚肥大,面部臃肿,皮肤粗糙,头发干稀,智力低下,身高 80cm,腕部 X 线检查显示一枚骨化中心,最可能的诊断是

A. 先天愚型　　B. 先天性甲状腺功能减低症
C. 黏多糖病　　D. 苯丙酮尿症
E. 软骨发育不良

87. 4 岁小儿表情呆滞,智力低下,怕冷,食欲差,头发干、黄、稀,颜面臃肿,呈睡容,鼻根扁平,眼距宽,舌体宽厚常伸出口外,腹胀便秘,四肢短。为协助诊断应首选

A. 尿三氯化铁试验　　B. 血钙、磷检测　　C. 血 T_3、T_4、TSH 测定
D. 染色体核型分析　　E. TRH 兴奋试验

88. 女婴,30 天,过期产,BW:4.5kg,母亲无糖尿病史。生后人工喂养,常鼻塞,时有呼吸困难,吃奶差。哭声弱、反应差、便秘,体检:T:35℃,P:90 次/分,皮肤轻度黄染。血常规:Hb:90g/L,RBC:3.6×10^9/L,WBC:11×10^9/L,对该患儿最主要的治疗是

A. 应用抗生素抗感染　　B. 保肝、利胆、退黄　　C. 不需用药,继续观察
D. 保暖给氧,支持呼吸　　E. 服用甲状腺制剂

【B 型题】

(89~91 题共用备选答案)

A. 听诊在胸骨左缘第 2~3 肋间有Ⅱ级收缩期喷射样杂音,无震颤
B. 听诊在胸骨左缘第 3~4 肋间有Ⅳ级粗糙的全收缩期杂音,有震颤
C. 听诊在胸骨左缘第 2 肋间有连续性机械样杂音,有震颤
D. 听诊在胸骨左缘第 2 肋间有Ⅳ级喷射性收缩期杂音,有震颤
E. 听诊在心尖部有Ⅲ级收缩期杂音,向左腋下传导,无震颤

89. 房间隔缺损
90. 动脉导管未闭
91. 室间隔缺损

（92~94 题共用备选答案）

A. 左心房血氧含量高于上下腔静脉平均血氧含量
B. 右心室血氧含量高于右心房血氧含量
C. 肺动脉血氧含量高于右心室血氧含量
D. 右心房血氧含量高于右心室血氧含量
E. 右心室血氧含量高于肺动脉血氧含量

92. 室间隔缺损
93. 房间隔缺损
94. 动脉导管未闭

（95~97 题共用备选答案）

A. X 线胸片显示右心房右心室肥大,肺野充血,肺动脉段突出,主动脉结较小
B. X 线胸片显示右心房右心室肥大,肺野清晰,肺动脉段突出,主动脉结正常
C. X 线胸片显示右心房右心室肥大,肺野清晰,肺动脉段凹陷,主动脉结增大
D. X 线胸片显示左心房左心室肥大,肺野充血,肺动脉段突出,主动脉结增大
E. X 线胸片显示左心房左心室肥大,肺野充血,肺动脉段突出,主动脉结较小

95. 室间隔缺损
96. 房间隔缺损
97. 动脉导管未闭

（98~100 题共用备选答案）

A. 房间隔缺损　　B. 动脉导管未闭　　C. 室间隔缺损
D. 法洛四联症　　E. 肺动脉狭窄

98. 胸骨左缘第 2~3 肋间有Ⅱ~Ⅳ级收缩期杂音,P2 亢进和固定分裂,无震颤,可能的诊断是
99. 听诊在胸骨左缘第 3~4 肋间有Ⅲ~Ⅳ级粗糙的全收缩期杂音,向周围传导,P2 亢进,有震颤,可能的诊断是
100. 听诊在胸骨左缘第 2 肋间有粗糙响亮的连续性机械样杂音,杂音向颈部和背部传导,有震颤,可能的诊断是

（101~102 题共用备选答案）

A. 肺功能　　B. 哮喘控制测试　　C. 哮喘控制问卷
D. 圣乔治呼吸问卷　　E. 哮喘生活质量问卷调查

101. 对哮喘控制情况进行评定时不需要肺功能检查的是
102. 在哮喘评估和判断方面有较强的测定特性,特别在治疗方法的评估方面有较强的功能是

（103~104 题共用备选答案）

A. 耳鼻咽喉科检查　　B. 病原微生物检测
C. 肺部 CT 和气道、血管重建显影　　D. 免疫功能测定
E. 心脏彩超

103. 对反复呼吸道感染患儿**不采用**的检查是
104. 在反复呼吸道感染患儿，特别在治疗方法的评估方面有较强的功能是

（105～106 题共用备选答案）
A. 饮食治疗　B. 运动治疗　C. 理疗
D. 药物治疗　E. 心理治疗和教育
105. 糖尿病人的治疗基础是
106. 儿童 1 型糖尿病的主要治疗方法是

（107～108 题共用备选答案）
A. TSH 升高、FT_4 降低　B. TSH 降低、FT_4 升高
C. TSH 正常或者下降、FT_4 降低　D. TSH 正常、FT_4 升高
E. TSH 升高、FT_4 正常
107. 原发性甲低的特点是
108. 继发性甲低的特点是

（109～110 题共用备选答案）
A. 肘部及腕部　B. 膝部及踝部　C. 踝部及腕部
D. 膝部及腕部　E. 肘部及踝部
109. 为诊断先天性甲状腺功能减退症，行 X 线摄片时，新生儿及幼儿可照
110. 为诊断先天性甲状腺功能减退症，行 X 线摄片时，大于 2 岁可照

（111～113 题共用备选答案）
A. 1～2　B. 3～4　C. 4～5
D. 5～6　E. 5～10
111. L-T4 片剂治疗先天性甲状腺功能减退症，剂量应随静脉血 FT_4、TSH 值调整，婴儿期一般剂量 μg/(kg·d)是
112. L-T_4 片剂治疗先天性甲状腺功能减退症，剂量应随静脉血 FT_4、TSH 值调整，1～5 岁一般剂量 μg/(kg·d)是
113. L-T_4 片剂治疗先天性甲状腺功能减退症，剂量应随静脉血 FT_4、TSH 值调整，5～12 岁一般剂量 μg/(kg·d)是

（114～116 题共用备选答案）
A. 骨龄发育成熟　B. 骨龄发育正常　C. 骨龄发育提前
D. 骨龄发育落后　E. 骨龄发育停滞
114. 生物年龄-生活年龄的差值在±1 岁以内的称为
115. 生物年龄-生活年龄的差值在>1 岁的称为
116. 生物年龄-生活年龄的差值在<1 岁的称为

（117～120 题共用备选答案）
A. 身高标准体重法　B. 体重指数法　C. 脂肪百分比
D. 肥胖度　E. 标准体重百分率
117. 评价青春期前儿童肥胖的最好指标是
118. 采用同一身高人群的第 80 百分位数作为该身高人群的标准体重的是

119. 体重除以身高的平方是
120. 被检人实际体重/标准体重×100%

（121~124 题共用备选答案）

A. 运动治疗　　B. 药物治疗　　C. 心理治疗
D. 手术治疗　　E. 中医治疗

121. 适用于重度肥胖患者，生活方式和药物治疗无效的治疗是
122. 具有高效、简便、双向调节优势的治疗是
123. 出现呼吸困难或阻塞性睡眠综合征可选用
124. 负重关节疼痛可选用

四、简答题

1. 简述先天性心脏病患儿康复治疗内容。
2. 支气管哮喘的诊断标准是什么？
3. 常用于支气管哮喘患者的康复治疗方法有哪些？
4. 反复呼吸道感染的判断条件是什么？
5. 中医药防治小儿反复呼吸道感染的常用外治法有哪些？
6. 糖尿病诊断标准？
7. 儿童糖尿病康复治疗原则？
8. 儿童糖尿病康复治疗包括哪些内容？
9. 简述先天性甲状腺功能低下患儿康复评定的内容。
10. 简述新生儿先天性甲低筛查方法。
11. 简述先天性甲状腺功能减退症的主要康复方法。
12. 垂体性侏儒症的诊断依据？
13. 简述垂体性侏儒症的康复治疗？
14. 简述儿童肥胖症的饮食治疗的内容。
15. 肥胖儿童在什么情况下采取药物治疗。
16. 简述肥胖症的药物治疗。
17. 简述单纯性肥胖症的康复治疗方法。

【参考答案】

一、名词解释

1. **先天性心脏病**　指胚胎发育早期（孕 8~12 周）心脏及大血管发育异常，或出生后应关闭的通道未能闭合而引起的心脏及大血管局部解剖结构异常。

2. **法洛四联症**　法洛四联症（TOF）是一种常见的先天性心脏畸形。其基本病理为室间隔缺损、肺动脉狭窄、主动脉骑跨和右心室肥厚。法洛四联症在儿童发绀型心脏畸形中居首位。

3. **极量运动试验**　指逐渐增加运动量和氧耗量，当耗氧量达到最大时的运动量为极量运动。

4. **心肺运动试验** 是在单纯运动试验的基础上加入了对运动过程中机体气体交换的分析，在心力衰竭（heart failure，HF）、肺动脉高压、运动康复治疗、心脏移植等心血管领域有广泛的应用价值。

5. **支气管哮喘** 是一种以慢性气道炎症和气道高反应性为特征的异质性疾病，以反复发作的喘息、咳嗽、气促、胸闷为主要临床表现，常在夜间和（或）凌晨发作或加剧。

6. **隐匿性哮喘** 指无反复发作喘息、气急、胸闷或咳嗽的表现，但长期存在气道反应性增高者。

7. **沉默肺** 重症哮喘急性发作时，由于气道阻塞严重，呼吸音可明显减弱，哮鸣音反而减弱甚至消失。

8. **反复呼吸道感染** 是指1年以内发生上下呼吸道感染的次数频繁，超出了正常范围。

9. **功能障碍评估** 糖尿病患者的功能障碍评估包括器官功能和结构的评估、活动受限的评估、社会活动参与局限的评估。

10. **运动处方** 由运动种类、运动强度、运动时间和运动频率组成。

11. **先天性甲状腺功能减退症（congenital hypothyroidism，CH）** 是因甲状腺激素产生不足或其受体缺陷所致的先天性疾病，是引起儿童智力发育及体格发育落后的常见小儿内分泌疾病之一。

12. **高TSH血症** 是指血清中TSH大于10mU/L，而FT_4正常。

13. **儿童矮小症** 是指与同地区同年龄同性别正常儿童相比较，身高低于正常身高的2个标准差以上，或者低于正常儿童生长曲线的第3个百分位。

14. **生长激素缺乏症** 患儿因缺乏生长激素所导致的矮小，称为生长激素缺乏症，又称为垂体性侏儒症。

15. **肥胖** 是指长期能量摄入超过消耗，导致体内过多的能量以脂肪的形式储存，脂肪的聚集达到损害健康的程度。

16. **单纯性肥胖** 是指排除某些先天遗传性疾病、代谢性疾病及神经内分泌疾病所引起的继发性病理性肥胖，单纯由某种生活行为因素所造成的肥胖。

17. **肥胖-换氧不良综合征** 严重肥胖者由于脂肪的过度堆积，限制了胸廓和膈肌的运动，使肺通气量不足，呼吸浅快，故肺泡换气量减少，造成低氧血症，气急、发绀、红细胞增多、心脏扩大或出现充血性心力衰竭甚至死亡。

二、填空题

1. 房间隔缺损（少数儿童1岁以内可自发关闭） 室间隔缺损（最常见） 动脉导管未闭

2. 平板试验 踏车试验 二级梯运动试验 6分钟步行试验

3. 运动开始前（静息状态） 运动过程中以及运动后恢复期的氧耗量（VO_2）二氧化碳排出量（VCO_2） 通气量（VE）

4. 慢性气道炎症 气道高反应性

5. 喘息 咳嗽 气促 胸闷

6. 可变性呼气气流受限 气道反应性增加

7. 控制 缓解

8. 1年

9. 上呼吸道感染 下呼吸道感染 反复支气管炎 反复肺炎

10. 7天

11. 2次　肺炎体征　影像学

12. 视力障碍评估　肾功能障碍评估　神经病变评估　循环障碍评估

13. 糖尿病教育　饮食治疗　运动疗法　药物治疗　血糖监测

14. 空腹血糖<7.0mmol/L　餐后血糖<7.8mmol/L　HbA1c<6.5%

15. 新陈代谢　蛋白质合成中枢神经系统发育　糖的吸收及利用

16. 过期产　低体温　生理性黄疸延长　精神及反应迟钝　喂养困难

17. 器质性　特发性　暂时性

18. <7cm/年

19. 当前身高和体重的测定值和百分位数　身高年增长速率　根据其父母身高测算的靶身高　BMI值　性发育分期

20. <10μg/L

21. 病因治疗　饮食治疗　运动治疗　充足的睡眠　心理和行为治疗　药物治疗

22. 调节胃绑带术(限制摄入)　胃短路术(限制摄入和减少吸收)　垂直绑带式胃减容术(限制摄入)　袖状胃切除术(限制摄入)　胆胰旷置术与十二指肠转位术(主要是减少吸收)

23. 体针　电针　耳穴　穴位埋线

24. 体重指数法　身高标准体重法　标准体重百分率

三、选择题

【A1型题】

1. E　2. C　3. D　4. A　5. A　6. B　7. B　8. E　9. C　10. D
11. D　12. B　13. E　14. D　15. B　16. D　17. C　18. A　19. E　20. D
21. D　22. B　23. A　24. E　25. E　26. A　27. E　28. C　29. D　30. E
31. B　32. C　33. D　34. A　35. B　36. A　37. C　38. D　39. A　40. E
41. A　42. A　43. A　44. A　45. C　46. A　47. E　48. C　49. E　50. D
51. E　52. B　53. C　54. D　55. A　56. B　57. E　58. D　59. D　60. E
61. D　62. C　63. E　64. D　65. D　66. D　67. E　68. D　69. D　70. A
71. D

【A2型题】

72. A　73. D　74. A　75. D　76. C　77. D　78. B　79. C　80. E　81. B
82. B　83. E　84. A　85. D　86. B　87. C　88. E

【B型题】

89. A　90. C　91. B　92. B　93. A　94. C　95. E　96. A　97. D　98. A
99. C　100. B　101. B　102. E　103. E　104. C　105. A　106. D　107. A　108. C
109. B　110. D　111. E　112. D　113. C　114. B　115. C　116. D　117. A　118. A
119. C　120. E　121. C　122. E　123. B　124. B

四、简答题

1. 简述先天性心脏病患儿康复治疗内容。

答:先天性心脏病患儿康复治疗内容如下:

(1)手术治疗:适应证于临床症状明显,心脏扩大,出现心力衰竭或反复肺部感染者应尽快进行手术。

(2)运动治疗:运动治疗的目标 依据患儿术后血流动力学及病理状态不同而异:对术前运动耐量正常者,应提高其术后运动极限水平;对术前运动耐量低于正常者,应使其运动耐量达到正常水平;对术后仍有明显血流动力学改变者,应提供安全运动处方。运动处方需涉及以下几个方面:运动类型、运动强度、运动时间和运动频率。

(3)呼吸功能训练:CHD 婴幼儿可通过拍背、振荡、吸痰、体位引流等方法排除肺内分泌物,根据患儿的兴趣选择提高患儿呼吸状态的方法,进行深呼吸训练维持通气功能。

(4)心理干预:CHD 患儿的心理干预不仅包括对患儿的心理疏导,还应改善家庭成员的心理状况,充分考虑家庭因素对患儿心理及康复的影响。

2. 支气管哮喘的诊断标准是什么?

答:哮喘的诊断主要依据呼吸道症状、体征及肺功能检查,证实存在可变的呼气气流受限,并排除可引起相关症状的其他疾病。

(1)反复喘息、咳嗽、气促、胸闷,多与接触变应原、冷空气、物理、化学性刺激、呼吸道感染、运动以及过度通气(如大笑和哭闹)等有关,常在夜间和(或)凌晨发作或加剧。

(2)发作时双肺可闻及散在或弥漫性,以呼气相为主的哮鸣音,呼气相延长。

(3)上述症状和体征经抗哮喘治疗有效,或自行缓解。

(4)除外其他疾病所引起的喘息、咳嗽、气促和胸闷。

(5)临床表现不典型者(如无明显喘息或哮鸣音),应至少具备以下 1 项

1)证实存在可逆性气流受限:①支气管舒张试验阳性:吸入速效 β_2 受体激动剂(如沙丁胺醇压力定量气雾剂 200~400μg)15 分钟后第一秒用力呼气量(FEV_1)增加≥12%;②抗炎治疗后肺通气功能改善:给予吸入糖皮质激素和(或)抗白三烯药物治疗 4~8 周,FEV_1 增加≥12%。

2)支气管激发试验阳性。

3)最大呼气峰流量(PEF)日间变异率(连续监测 2 周)≥13%。

符合第(1)~(4)条或第(4)、(5)条者,可诊断为哮喘。

3. 常用于支气管哮喘患者的康复治疗方法有哪些?

答:常用于支气管哮喘患者的康复治疗方法有:

(1)有氧运动:最常用的有广播操、太极拳、游泳和步行等。根据体力情况,先选择一、二项进行,有计划逐渐增加运动量,以感到不疲惫为宜。

(2)呼吸训练:分为缩唇呼吸和腹式呼吸两种。

(3)物理因子治疗:有空气浴、日光浴等。

(4)传统康复治疗:①有针灸治疗:常用方法有单纯针刺、灸法、电针、穴位注射等,常选穴位为肺俞、定喘、大椎、风门、膻中、脾俞、肾俞、膏肓、心俞、足三里等。②有穴位贴敷治疗:多采用三伏天或三九天进行穴位贴敷。

(5)药物治疗:可分为控制药物和缓解药物两大类。根据患者病情选择应用。

4. 反复呼吸道感染的判断条件是什么?

答:根据年龄、潜在的原因及部位不同,反复呼吸道感染分为反复上呼吸道感染和反复下呼吸道感染,后者又可分为反复气管支气管炎和反复肺炎。感染部位的具体化有利于分析病因并采取相应的治疗措施,而强调反复上、下呼吸道感染,特别是反复气管支气管炎、反复肺炎是要将感染性炎症与变应性炎症区分开来。

反复呼吸道感染的判断条件

年龄(岁)	反复上呼吸道感染(次/年)	反复下呼吸道感染(次/年)	
		反复气管支气管炎	反复肺炎
0~2	7	3	2
~5	6	2	2
~14	5	2	2

注:(1)两次感染间隔时间至少7d以上。

(2)若上呼吸道感染次数不够,可以将上、下呼吸道感染次数相加,反之则不能。但若反复感染是以下呼吸道为主,则应定义为反复下呼吸道感染。

(3)确定次数须连续观察1年。

(4)反复肺炎指1年内反复患肺炎≥2次,肺炎须由肺部体征和影像学证实,两次肺炎诊断期间肺炎体征和影像学改变应完全消失。

5. 中医药防治小儿反复呼吸道感染的常用外治法有哪些?

答:(1)穴位敷贴法:本方法综合了经络和中药的双重作用。是目前应用最多的方法,也是最简便的方法。穴贴所选药物主要为白芥子、延胡索、麻黄、肉桂、细辛、甘遂、黄芪、生姜汁等。所选穴位主要是风门、膻中、大椎、肺俞、天突、膏肓等。

(2)针灸疗法:毫针针刺、耳针耳穴以及艾灸能够增强免疫力,对穴位的刺激能激发人体经络之气,使正气旺盛或致阴阳平衡,以起到防病治病的作用。

(3)推拿法:可以补肺,健脾,补肾,主要应用推肺经,推脾土,推肾经,推上三关,摩丹田,按揉足三里、三阴交及捏脊法。

(4)佩戴中药香袋法:鼻黏膜下血管丰富,挥发性药物可迅速经黏膜血管弥散至全身,同时药物芳香气味可刺激鼻神经,通过神经-体液反射提高机体免疫功能。

6. 糖尿病诊断标准?

答:典型糖尿病症状(多饮、多尿、多食、体重下降)加随机静脉血浆葡萄糖≥11.1mmol/L,或空腹血浆葡萄糖≥7.0mmol/L,或葡萄糖负荷后2小时血浆葡萄糖≥11.1mmol/L。无糖尿病症状,需改日重复检查。

7. 儿童糖尿病康复治疗原则?

答:治疗原则强调早期、长期、综合、个体化治疗,消除症状,稳定血糖,维持儿童正常生长和发育,防止或延缓中晚期并发症出现。减少心脑血管事件,降低病死率和致残率。

8. 儿童糖尿病康复治疗包括哪些内容?

答:饮食治疗;运动治疗;其他治疗方法;药物治疗;心理治疗和教育。

9. 简述先天性甲状腺功能低下患儿康复评定的内容。

答:先天性甲状腺功能低下患儿康复评定的内容是:

(1)体格发育评估。

(2)粗大运动功能发育评定。

(3)智力发育评估。

(4)儿童行为评估。

(5)儿童气质评估。

(6)生活能力评估。

10. 简述新生儿先天性甲低筛查方法。

答:新生儿先天性甲低筛查的方法是:足月新生儿出生72小时后,7天之内,并充分哺乳,足跟采血,滴于专用滤纸片上测定干血滤纸片TSH值。

11. 简述先天性甲状腺功能减退症的主要康复方法。

答:先天性甲状腺功能减退症的主要康复方法是:

(1)物理因子治疗

(2)运动疗法。

(3)作业疗法。

(4)引导式教育。

(5)语言训练。

12. 垂体性侏儒症的诊断依据?

答:(1)身高落后于同年龄、同性别正常健康儿童身高的第3百分位数或2个标准差以下。

(2)年生长速率<7cm/年(3岁以下);<5cm/年(3岁至青春期前);<6cm/年(青春期)。

(3)匀称性矮小、面容幼稚。

(4)智力发育正常。

(5)骨龄落后于实际年龄。

(6)2项生长激素药物激发试验GH峰值均<10μg/L。

(7)血清胰岛素样生长因子1水平低于正常。

13. 简述垂体性侏儒症的康复治疗?

答:(1)病因治疗:有原发病者,首先考虑治疗原发病。

(2)饮食治疗:饮食要均衡,即荤菜、素菜合理搭配,粗粮、细粮均衡摄入。蛋白质是骨骼与肌肉生长的能量来源,同时又能促进生长激素的分泌,同时要注意特殊营养素的摄入,充足和合理的营养素可使生长潜力得到最好的发挥。

(3)运动治疗:有氧运动促进身体血液循环,加速骨骼发育生长。

(4)充足的睡眠:睡眠使大脑神经、肌肉等放松,解除机体疲劳,促进生长激素的分泌。

(5)心理和行为治疗:心理治疗为患儿营造一个良好的心理、社会、情感氛围,促进患儿身心健康发展。行为治疗通过矫正矮小儿童的行为偏差,建立健康的生活方式。

(6)药物治疗:采用基因重组人生长激素替代治疗,必要时加用甲状腺素同时治疗。

14. 简述儿童肥胖症的饮食治疗的内容。

答:饮食治疗也称为饮食调整,包括控制摄入的总能量和调整饮食结构。饮食调整的内容包括:①选择热卡含量较低,蛋白质等营养成分含量相对较高的食物,多食含纤维素的或非精细加工的食物,蛋白质应占总热能的20%左右;②少食或不食高热量、高脂的食物,如油炸食品、西式快餐、奶油制品、甜食、甜饮料等。

15. 肥胖儿童在什么情况下采取药物治疗。

答:食欲旺盛,进餐量多;合并高血糖、高血压、血脂异常和脂肪肝;合并负重关节疼痛;引起呼吸困难或有阻塞性睡眠呼吸暂停综合征;BMI≥24有上述并发症或BMI≥28不论是否有并发症,经3~6个月单纯饮食运动处理仍不能减重5%。

16. 简述肥胖症的药物治疗。

答:药物主要有4类:食欲抑制剂、促进代谢和产热药物、影响消化吸收及促进局部脂肪分解的药物，目前常用的有芬氟拉明、奥利司他、西布曲明、二甲双胍等。

17. 简述单纯性肥胖症的康复治疗方法。

答：单纯肥胖症的干预方法主要包括饮食治疗、运动治疗、行为治疗、心理治疗、药物治疗、手术治疗、中医治疗等。

（马丙祥）

08检